Eine Lücke wird geschlossen: mit dem Lexikon zur »Positiven Psychotherapie«. Etwa 150 Begriffe der inzwischen weltweit etablierten Positiven Psychotherapie werden vom Begründer – Nossrat Peseschkian – und seinem langjährigen Mitarbeiter Anas Aziz erläutert. Dabei greift das Lexikon über die streng psychologischen und psychiatrischen Termini hinaus und bezieht auch therapeutische, erzieherische und weltanschauliche Aspekte und Theorien mit ein.
Ein ausführlicher Anhang ergänzt das Lexikon.

Nossrat Peseschkian, Professor h.c., Dr. med., Facharzt für Psychiatrie, Neurologie und Psychotherapie, wurde 1933 im Iran geboren und lebt seit 1954 in Deutschland. Er ist Begründer der Positiven Psychotherapie und Dozent an der Akademie für ärztliche Fort- und Weiterbildung der Landesärztekammer Hessen sowie Leiter der Wiesbadener Internationalen Akademie für Positive Psychotherapie und Transkulturelle Therapie. 1997 erhielt er den Richard-Merten-Preis; 2006 das Bundesverdienstkreuz am Bande.
Anas Aziz, Dr. med., geboren 1943 in Mosul/Irak; Abitur dort. Seit 1963 in Deutschland; Medizinstudium in Würzburg; Promotion. Seit 1980 Niederlassung in eigener Praxis; seit 1981 Weiterbildung bei Professor Peseschkian; 1986 Zulassung als Psychotherapeut.
Später Dozententätigkeit für Psychotherapie; ab 1989 Gemeinschaftspraxis mit seiner Ehefrau.

Unsere Adresse im Internet: www.fischerverlage.de

Nossrat Peseschkian
Anas Aziz

Lexikon der Positiven Psychotherapie

Fischer Taschenbuch Verlag

Originalausgabe
Veröffentlicht im Fischer Taschenbuch Verlag,
einem Unternehmen der S. Fischer Verlag GmbH,
Frankfurt am Main, Oktober 2009

Lektorat: Anita Jantzer
Satz: Pinkuin Satz und Datentechnik, Berlin
Druck und Bindung: Druckerei C. H. Beck, Nördlingen
Printed in Germany
ISBN 978-3-596-18325-8

Inhalt

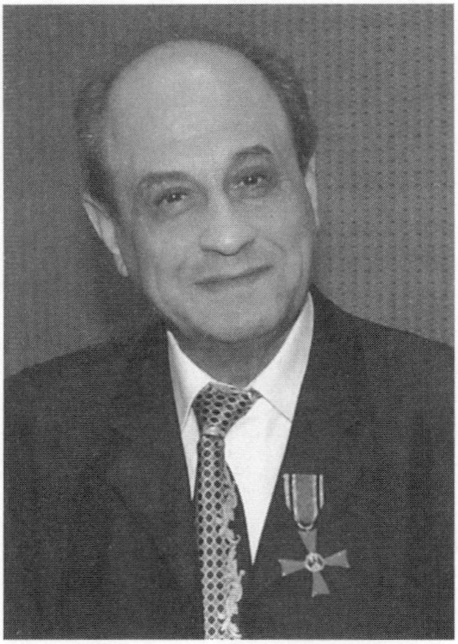

Geleitwort

»Alles sollte erlernt werden,
nicht, um damit anzugeben,
sondern um es anzuwenden.«
(Orientalische Lebensweisheit)

Unsere heutige Situation in der Psychotherapie erfordert die Entwicklung von Methoden, die ebenso ökonomisch wie wirksam sind. Dabei geht es nicht nur darum, der bereits unübersehbaren Vielfalt von Theorien, Methoden, Konzepten und Verfahren weitere hinzuzufügen, sondern es geht um eine grundsätzliche Erweiterung. Mit anderen Worten: Man hat sich daran gewöhnt nachzufragen, *wie* etwas geschieht, welche Funktionen und Zusammenhänge damit zu tun haben (Konfliktprozess); *was* jedoch geschieht, welche Inhalte es bestimmen, erschien bislang nur am Rande und dann eher als willkürlich (Konfliktinhalt).
Erst dadurch, dass wir sowohl den Konfliktprozess als auch den Konfliktinhalt beschreiben, können wir eine zwischenmenschliche oder innerseelische Konfliktsituation und ihre Voraussetzungen erfassen. Diese Inhalte werden in der Positiven Psychotherapie kurz dargestellt:

- Das positive Vorgehen besagt: Jeder Mensch verfügt über eine Anzahl von Fähigkeiten; jede Störung und Krankheit erfüllt für den Betroffenen und seine soziale Umgebung bestimmte Funktionen, das heißt: sie besitzen positive Züge. Vom Symptom kommen wir zum Konflikt.
- Die vier Formen der Konfliktverarbeitung bieten einen Einstieg in das bisher vertretene Krankheitskonzept. Wenn wir einseitige Formen der Konfliktverarbeitung als eingeschränkten Realitätsbezug ansehen, ermöglicht dieses Modell, den Realitätsbezug zu kontrollieren und zu erweitern.
- Die vier Vorbild-Dimensionen beziehen sich auf die Lebensgeschichte der Patientenfamilie und dienen als Leitlinie bei der Reise in die Vergangenheit.
- Die Grundfähigkeiten bilden das Fähigkeitspotential, das jeder Mensch, unabhängig von seiner körperlichen und seelischen Gesundheit und seiner sozialen Situation, besitzt. Sie sind die Basis der menschlichen

Beziehungen und die Bereiche, in denen Menschen trotz aller individuellen und kulturellen Unterschiede Gemeinsamkeiten finden können.
- Die Aktualfähigkeiten sind die psychosozialen Normen, als deren Vermittler die Familie auftritt und die den Familienmitgliedern Spielregeln ihres Zusammenlebens geben. In der familientherapeutischen Praxis werden sie mit Hilfe des Differenzierungsanalytischen Inventars (DAI) erfasst. Dieses gibt die inhaltlichen Bedingungen individueller, familiärer und sozialer Konflikte wieder.
- Die drei Interaktionsstadien sind ein Modell der Beziehungsprobleme, die durch die Grundfähigkeiten und Aktualfähigkeiten inhaltlich modelliert sind.
- Die fünfstufige Positive Familientherapie ist eine therapeutische Strategie, innerhalb derer Familientherapie und Selbsthilfe sinnvoll aufeinander bezogen sind. Die Patientenfamilie wird schrittweise in die Selbsthilfe eingeführt, nach dem Motto: Wenn du eine hilfreiche Hand brauchst, suche sie am Ende deines eigenen Armes.

Darüber hinaus beschäftigt sich die Positive Psychotherapie mit
- den Konzepten, die eine inhaltliche Weiterentwicklung des Ansatzes der Aktualfähigkeiten sind und die als »Steuermänner« in das Leben jedes Menschen eingreifen. Die Bedeutung der Konzepte für die Konfliktentstehung und Konfliktverarbeitung sowie die Anwendung des Instrumentariums der Positiven Familientherapie werden an Fallgeschichten verdeutlicht.
- der Dynamik der Konzepte, hieraus leiten wir den Konzeptstammbaum ab, der die Möglichkeit einer Mehrgenerationentherapie bietet.
- transkulturellen Konzepten, aus denen die Dynamik der Konfliktentstehung besonders deutlich abzulesen ist, und die für den Leser zugleich eine Anregung sind, mit alternativen Denkmodellen zu experimentieren.

Die hier dargestellten Verfahren entsprechen in ihren Grundzügen den Methoden, die ich bereits in meinen Büchern *Positive Psychotherapie* (1977); *Psychotherapie des Alltagslebens* (1974) und *Der Kaufmann und der Papagei* (1979) vorgestellt habe.
Ich bin meinem Kollegen Herrn Dr. med. Anas Aziz sehr dankbar, dass er die Aufgabe übernommen hat, die Inhalte der Positiven Psychotherapie in diesem Lexikon zusammenzufassen. Dieses Lexikon stellt einen guten Einstieg in das Modell der Positiven Psychotherapie dar. Es wird viele

Menschen ansprechen und dazu motivieren, sich näher mit den Möglichkeiten der Zusammenarbeit in der Psychotherapie zu befassen und auseinanderzusetzen, nach dem Spruch: *»Träume nicht dein Leben, sondern lebe deinen Traum«*.

Nossrat Peseschkian, Wiesbaden, Dezember 2008

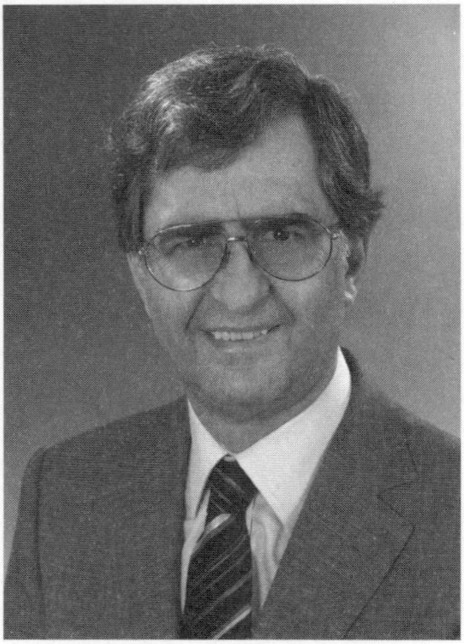

Vorwort

Ein König bat seinen Hofweisen, ihm von den Erfahrungen der ganzen Menschheit zu berichten. Der Weise zog sich für ein ganzes Jahr zurück und kam dann mit einem Buch von 1000 Seiten zu seinem König. Der König war hoch erfreut, lobte seine Arbeit auch, meinte aber, dass 1000 Seiten für ihn zu lang wären, und bat ihn, den Bericht zusammenzufassen. Der Weise nahm sich einen Monat Zeit, kam dann mit einem Bericht von 100 Seiten. Der König bedankte sich erneut, fand jedoch 100 Seiten auch zu lang und bat den Weisen um eine weitere Kürzung. Dieser kam nach einer Woche mit einem Bericht von zehn Seiten wieder. Auch das war dem König zu lang, und er bat um eine weitere Kürzung, woraufhin der Weise sich einen Tag Zeit nahm, um dann mit einem einseitigen Bericht zu erscheinen. Wiederum bat der König um eine Zusammenfassung. Der gehorsame Weise kam schließlich mit einem einzigen Satz zum König. Er lautete: ›Sie sind auf die Welt gekommen, sie haben gelebt, und sie sind gestorben.‹

(Nach Peseschkian)

Geschichten und Gleichnisse zu erzählen ist für Orientalen ein Bestandteil jeder Unterhaltung, wie auch der Erziehung; die Religionsbücher aller drei aus dem Orient stammenden Religionen sind voll davon. Daher faszinierte mich Peseschkians Ansatz, sie auch in der Therapie einzusetzen. Die obige Geschichte mobilisierte in mir mein Lieblingsspiel aus der Kindheit, im Telegrammstil zu schreiben, also zusammenzufassen. Ich nahm mir vor, später, wenn ich mich in die Lehre vertieft hätte, die Begriffe der Positiven Psychotherapie als Definitionen darzustellen. ›Das Vokabular der Psychoanalyse‹ von Laplanche und Pontalis war mir Vorbild.

Mein Zugang zur Positiven Psychotherapie (PPT) war das Buch »Der Kaufmann und der Papagei«. Als ich 1981 Peseschkian aufsuchte, um die Positive Psychotherapie zu erlernen, befanden sich unser beider Herkunftsländer, Irak und Iran, seit einem Jahr in einem Zermürbungskrieg. Seitdem arbeiten wir intensiv zusammen. Ich absolvierte zunächst mit größter Begeisterung Peseschkians Kurse, Seminare und Gruppen und war immer wieder fasziniert von seiner einmaligen Fähigkeit, Theorie, Geschichten

und die praktische Anwendung zu einem integrativen und transkulturellen Konzept zu verknüpfen.
Inzwischen ist die PPT durch das unermüdliche Schaffen und die zahlreichen Reisen Nossrat Peseschkians weltbekannt. Von Russland, Indien und China – bis nach Nord- und Südamerika wird die PPT gelehrt, gelernt und angewendet. In den ersten acht Büchern sowie in den 16 späteren, sind die zahlreichen Bereiche und Anwendungsgebiete der PPT ausführlich dargestellt worden; dennoch finde ich Bedarf an einem Lexikon. Die Arbeit daran ähnelt dem Versuch eines Wissenschaftlers, das Wesen des Wassers zu verstehen – einmal als endloses Meer, einmal als Tropfen. Auf der einen Seite stand mir das Meer zur Seite, und ich habe das große Glück, Nossrat Peseschkian persönlich zu kennen und ständigen Austausch mit ihm zu haben; andererseits versuche ich, die einzelnen Tropfen begrifflich darzustellen.
Die Arbeit von Laplanche und Pontalis als Vorbild zu haben, entspricht auch der historischen Entwicklung. Jede Psychotherapiemethode muss sich darüber hinaus mit der Psychoanalyse Freuds messen und sich auf sie beziehen, zumal die Lehre Freuds bis dahin das psychiatrische Denken prägte. Peseschkian lehrte uns – aus der Geschichte ›Das Marionettenspiel‹ – »Vergiss nicht, auf wessen Schultern du sitzt.«. Dies tut er bis jetzt, nachdem sein genialer Ansatz des Positiven und der Differenzierungsanalyse neben dem psychotherapeutischen Denken auch die ganze Psychosomatik unserer Zeit durchdrungen hat und auch das psychiatrische Handeln umstellt, womit er uns immer wieder das integrative Wesen der Positiven Psychotherapie-Lehre vor Augen führt.
Die Positive Psychotherapie versteht sich nicht nur als Behandlungsmethode psychischer, psychosomatischer und psychiatrischer Krankheitsbilder, sondern viel umfassender: Wie die in den Büchern behandelten Themen zeigen, zielt sie darauf ab, das Alltagsleben und das Zusammenleben der Menschen in verschiedenen Kulturen zu beleuchten und zu optimieren.
Anders als die Psychoanalyse und die Verhaltenstherapie, die sich über Jahrzehnte zu der Form entwickelten, wie sie heute stehen, stand das Konzept der Positiven Psychotherapie vom Anfang an ziemlich fest da. In den folgenden drei Jahrzehnten erhielt die Methode durch unzählige Kurse, Weiterbildungsmaßnahmen und Vorträge weltweit bestätigende Rückmeldungen, die dazu führten, dass die einzelnen Anwendungsbereiche (Familie, Partnerschaft, Beruf, transkulturelles Zusammenleben, Beziehung zu Glaube und Weltanschauung) gesondert in Büchern dargestellt wurden.
Auch anders als in Psychoanalyse und Verhaltenstherapie steht für die

Positive Psychotherapie nicht das Individuum, sondern die *Beziehung* im Mittelpunkt des Interesses – die Beziehung des Menschen zu sich selbst, zu Gott und zu seinen Bezugspersonen, sprich Familie, Partnerschaft, Beruf und Umwelt. Dies wird sowohl in der Diagnostik als auch in der Therapie angewandt. Wie wir in Vorträgen und Weiterbildungskursen erfahren haben, fasziniert dieser umfassende Ansatz die lernenden Ärzte und Psychologen auf den ersten Blick sogleich, löst aber nicht selten den Eindruck aus, vor großen Aufgaben zu stehen. Man ist als Arzt gewohnt, den einzelnen Patienten zu untersuchen. Von seinen psychischen Interaktionen und sozialen Beziehungen hat man kaum Ahnung. Und jetzt muss man sich vorstellen, die Krankheitsmerkmale in Wechselwirkung mit den Kontakten, dem Beruf und der Glaubensvorstellung des Patienten zu betrachten. Aber wenn man das Konzept verinnerlicht hat, stellt man bald die Erleichterung und den Nutzen dieser Methode fest, wenn man entdeckt, dass man bei der Erstuntersuchung bereits für das Verständnis der Wechselwirkungen investiert hatte. Ähnlich einem Gärtner, der zwar einzelne Samen und Zwiebeln in die Erde setzt, der später entdeckt, dass durch Bewässerung des Bodens und die wärmende Sonne alle Pflanzen gleichzeitig gewachsen und gediehen sind.
Besondere Erwähnung verdient das Dreierkonzept Verbundenheit – Differenzierung – Ablösung. Dadurch gab uns Peseschkian eine Orientierungshilfe in der Interaktion mit dem Patienten an die Hand. Die Verbundenheit zum Patienten/Klienten wird durch die warme und einfühlende Art, durch Geschichten und den Zugang zur Phantasie erleichtert. Das inhaltliche Vorgehen (die Differenzierung) gibt Therapeut und Patient eine klare Vorstellung vom Grundkonflikt und dessen Beziehung zu den aktuellen Störungen und Leiden. Schließlich ermöglichen die zahlreichen Hinweise auf Selbsthilfemöglichkeiten der Ratsuchenden und die Absehbarkeit des Erfolgs eine sinnvolle Ablösung. Das Ende der Abhängigkeit vom Symptom steht nicht plötzlich da. Dies hilft auch dem Therapeuten, auf den Grundkonflikt zuzusteuern und andere Bereiche des Alltagslebens und des Unbewussten, die nicht in den Konflikt verwoben sind, außer Acht zu lassen.
Auf der anderen Seite sahen Nossrat Peseschkian und ich den Sinn dieses Lexikons nicht nur in einer knappen Definition der einzelnen Begriffe, sondern auch als Orientierungshilfe und Anregung zur weiteren Verfolgung in den Lehrbüchern. So wird es verständlich, dass die Begriffdefinitionen in diesem Buch über die streng psychologischen Inhalte hinaus greifen und der Absicht, therapeutische, soziale, erzieherische und weltanschauliche

Aspekte in ein übergeordnetes Ganzes zu integrieren, versuchen gerecht zu werden.

Die Begriffe werden in vier Teilen dargestellt:
- Begriff
- Definition
- Erklärung, bzw. Erläuterung der Anwendungsbereiche, sowie Brücken zwischen der PPT und anderen therapeutischen Lehren
- Hinweise auf Quellen.

Im Anschluss an den lexikalischen Teil befinden sich im Anhang ein Verzeichnis der zitierten Geschichten, ein Fallbeispiel, ein Gutachten, sowie einige Tafeln, die den Text anschaulich machen.

Wollte man die Positive Psychotherapie auf einer einzigen Seite darstellen, würde sich das Differenzierungsanalytische Inventar (DAI) ergeben. Wenn man die ganze Lehre mit einem einzigen Satz wiedergeben will, würde der Satz heißen: ›Lerne zu differenzieren!‹ (z. B. Glaube, Religion und Kirche).

Anas Aziz, Aachen, Dezember 2008

Sinn der Krankheit
Ich habe viel in der Krankheit gelernt, das ich niemals in meinem Leben hätte lernen können.

J.W. v. Goethe

Die drei Grundprinzipien der Positiven Psychotherapie

- **Das Prinzip der Hoffnung:**
  Das positive Menschenbild im Sinne einer globalen Identität
- **Das Prinzip der Balance:**
  Konfliktdynamik und Konfliktinhalt im Sinne einer sozialen Identität
- **Das Prinzip der Beratung:**
  5 Stufen der Therapie und Selbsthilfe im Sinne der Alltagsidentität

Abhängigkeit (Dependence):
Bezeichnung für verschiedene Formen des Angewiesenseins auf bestimmte Substanzen oder Verhaltensweisen; Formen: 1. körperliche (physische) A.: Merkmale sind Entwicklung von Toleranz bzgl. der konsumierten Substanz, Auftreten substanzspezifischer Entzugssyndrome bei Aussetzen der Substanzzufuhr bzw. die Einnahme der Substanz, um Entzugssymptome zu lindern oder zu vermeiden. 2. seelische (psychische) A.: u. a. gekennzeichnet durch starkes, gelegentlich übermächtiges oder zwanghaft auftretendes Verlangen, eine Substanz zu konsumieren, um sich positive Empfindungen zu verschaffen oder unangenehme zu vermeiden; verminderte Kontrollfähigkeit über Beginn, Beendigung und Menge des Substanzverbrauchs einschließlich erfolgloser Versuche, diesen zu verringern; Einengung und Anpassung der Alltagsaktivitäten auf die Möglichkeit bzw. Gelegenheit zum Substanzkonsum; Vernachlässigung wichtiger sozialer bzw. beruflicher Interessen; fortgesetzter Substanzgebrauch trotz Wissens über dessen schädliche Folgen. Das DSM IV unterscheidet mehrere, unter Umständen zur A. führende Stoffgruppen: Alkohol-(A-Typ), Medikamenten-(M-Typ) und Rauschmittelabhängigkeit (R-Typ). Multipler Substanzgebrauch (Polytoxikomanie) kann vorkommen.
Ursachen: Neben der Verfügbarkeit und pharmakologischer Wirkung der Droge sind für die Entwicklung einer A. die Struktur der Persönlichkeit sowie das soziale Lebensumfeld des Betroffenen von Bedeutung; häufig geht eine Phase des Drogenmissbrauchs voraus. Verwendung findet der Begriff der A. auch im Zusammenhang mit bestimmten Handlungen bzw. Verhaltensweisen (z. B. Spielabhängigkeit). Bei der sogenannten **low dose dependence** sind die Betroffenen trotz relativ niedriger Dosis und geringer Dosissteigerung nicht in der Lage, ohne die Substanz auszukommen. Im Unterschied zur A. gibt es auch den gewohnheitsmässigen Konsum bestimmter Substanzen, bei dem die typischen Merkmale physischer bzw. psychischer A. jedoch fehlen (nach Pschyrembel).
PPT: Psychoreaktiv-seelische Störung, Selbstheilungsversuch (Battegay, 1976), der Versuch, mit Hilfe der Droge Probleme zu bewältigen. Betroffene Aktualfähigkeiten: Höflichkeit, Nachahmung (Vorbild), Mittel der Sinne.

Ausbaufähig: Ehrlichkeit; unterscheiden, welche Bereiche (Familie, Partnerschaft, Beruf, Sinn des Lebens) konflikthaft besetzt sind; statt passiver Kontakterwartung: Beziehungen aktiv gestalten!
Am Konzept der drei Interaktionsstadien kann dargestellt werden, dass bei Abhängigen der Bereich Verbundenheit überbetont wird, während Differenzierung und Ablösung als problematisch erlebt werden.
Diesem Krankheitsbild ist im Buch PSS ein eigenes Kapitel gewidmet.

Ablösung, Stadium d. (Detachment):
A. i. w. S. bedeutet Beendigung einer Beziehung oder Bindung, z. B. der Abhängigkeit der Kinder von den Eltern. Hier setzt sie – im Unterschied zur Trennung – die Übernahme von Funktionen voraus. Als dritte und letzte Phase jeder zwischenmenschlichen Interaktion folgt sie der Differenzierung*, und sie gelingt umso besser, je erfolgreicher und klarer diese ablief.
Im therapeutischen Verhältnis ist sie die fünfte und letzte Stufe der Behandlung (Zielerweiterung*) nach der Verbalisierung* und bedeutet die A. von der psychotherapeutischen Beziehung. Thema der A. ist jedoch erst in zweiter Linie »Trauerarbeit«, die im Zusammenhang mit der Trennung von Therapeut und Patient geleistet wird. Selbst wenn dieser Aspekt bei einzelnen Krankheitsformen (abnorme Trauerreaktion, Depression) noch besondere Beachtung erfordert, beschäftigt sich die therapeutische Aktivität auf dieser Stufe mit der Frage, *wohin* sich der Patient ablöst. A. wird nicht als notwendig schmerzhaft und verletzend angesehen, sie ist vielmehr eine therapeutische Chance, die letztlich den Behandlungserfolg anzeigt.
In der PPT steht diese Phase nicht plötzlich an, sondern der Patient wird auf diese Stufe von Anfang an vorbereitet. Durch Einschränkung der Regression*, durch Einbeziehung der Selbsthilfepotentiale und eigene Ressourcen, sowie durch Anregung der Phantasie und Ansprechen der Zukunft in jeder Sitzung gelingt die Übernahme der Therapeutenfunktion durch den Patienten.
S. a. Interaktionsstadien*

Abwehr (Defence):
Nach S. Freud Gesamtheit der (unbewussten) psychischen Vorgänge, die das Ich gegen Gefahren schützen sollen, die ihm von der Realität, von

* Die mit * versehenen Begriffe: s. jeweils dort

der Triebstärke oder dem Überich her drohen. Zur A. kann das Ich grundsätzlich jegliche psychischen Vorgänge und Verhaltensweisen benutzen. Zusätzlich stehen verschiedene Abwehrmechanismen* zur Verfügung. Abwehr und Abwehrmechanismen sind Gegenstand und Inhalt der (psychoanalytischen) Therapie.
In der PPT findet A. ihre Entsprechung vor allem in Missverständnissen*, die durch das Aktual- bzw. Grundkonzept ihren Ausdruck finden. Durch die Differenzierungsanalyse wird A. auf ihren Inhalt hin untersucht, um Zusammenhänge zwischen Aktual- und Grundkonflikt zu erkennen. Häufigste Abwehrformen in der Therapie sind Umgang des Patienten mit der Zeit und der finanzielle Aspekt. Die PPT benutzt Geschichten, Spruchweisheiten und Witze als Wege hin zu dem eigentlichen Konflikt des Patienten, mit denen seine A. und seine Widerstände zunächst umgangen und später abgebaut werden.

Abwehrmechanismen (Defence mechanism):
In der Psychoanalyse bedeuten A. besondere Verhaltensweisen, die Triebregungen, welche von der Zensur nicht gebilligt werden, in andere Formen psychischer Energien überführen.
Zu den Abwehrmechanismen zählen: Verdrängung, Sublimierung, Kompensation, Identifikation, Regression, Isolierung, Introjektion, Projektion, Verschiebung, Askese, Intellektualisierung, Verneinung, Verleugnung, Vermeidung, Reaktionsbildung, Rationalisierung, Konversion, Identifikation mit dem Aggressor.
Da die PPT eine andere Vorgehensweise gegenüber Konflikten hat, steht nicht jedem psychoanalytischen Abwehrmechanismus ein Begriff der PPT gegenüber. Vielmehr werden Konflikte inhaltlich aufgefasst und deren Stellung in der Lebensgeschichte des Betroffenen sowie die Bedeutung der Konfliktinhalte für ihn und seine Bezugspersonen untersucht.

Adipositas (Adiposity/Obesity):
Krankhaftes Übergewicht, das zu gesundheitlicher Beeinträchtigung führt. Risikofaktor für zahlreiche Folgeerkrankungen; gekennzeichnet durch erhöhten Körperfettanteil.
PPT-Übersetzung der A.: Positive Beziehung zum Ich, Betonung der Mittel der Sinne, vor allem Geschmack, Ästhetik der Speisen, Großzügigkeit in bezug auf Nahrungsmittel, Festhalten an bestehenden Esstraditionen *(wer fett ist, ist schön).*
Ausbaufähig: Beziehung zu den anderen Sinnesorganen, zum Verstand,

Beziehung zum Du und Wir. Beteiligte Aktualfähigkeiten: Ehrlichkeit, Kontakt, Sexualität.
Diesem Krankheitsbild ist im Buch PSS ein eigenes Kapitel gewidmet.

Adler, Alfred:
(1870–1937), österreichischer Psychiater, anfänglich Schüler Sigmund Freuds, später Abkehr von diesem, begründete in der Individualpsychologie* eine tiefenpsychologische Schule. Grundzug ist die Auffassung, dass Machtstreben, Selbstwerterleben und Geltungsstreben eng mit einander verflochten sind und je nach Ausgangsbasis und äußeren Umständen auch zu Fehlentwicklungen, Minderwertigkeitskomplexen und Überkompensation führen können.

Aggression (Aggression):
Jedes Angriffsverhalten, das mit Gedanken, Gefühlen und Handlungen verbunden ist. Zugrunde liegen unterdrückte und/oder einseitig aufgeblähte Fähigkeiten, welche mögliche Quellen von Konflikten und Störungen im innerseelischen und zwischenmenschlichen Erleben sind. Sie können sich in Ängsten, Wut und Angriffsverhalten gegen andere oder sich selbst (Autoaggression), Verhaltensauffälligkeiten, Depressionen oder psychosomatischen Störungen äußern.
Das Bewusstmachen der Aktualfähigkeiten* und Grundkonzepte* in der PPT befreit von Zwängen und psychosozialen Pressionen und entschärft Ängste und Aggressionen.

Aktivhypnose, gestufte (Active hypnosis):
Nach Kretschmar und Langen 1946.
Psychotherapeutisches Verfahren; besondere Übungsform zur Verringerung von Affektspannungen und Verbesserung intellektueller Leistungen. Geht vom autogenen Training* (J. H. Schulz) aus, führt dann aber wie bei der gewöhnlichen Hypnose durch Verwendung einer Anzahl allgemeiner Begriffe wie Mut, Zuversicht und Selbstvertrauen als Vorsatzformel zum Aufbau von Selbstbewusstsein.
In der PPT können Erkenntnisse aus der Diagnostik (Spontanaussagen des DAI* u. a.) eine individuell angemessene Auswahl konfliktspezifischer Inhalte, ausgedrückt in Aktualfähigkeiten, getroffen werden.

Aktualfähigkeiten, allgemeine (Actual capacities):
AF sind die aus den Grundfähigkeiten Liebesfähigkeit* und Erkenntnisfähigkeit*, die jeder Mensch besitzt, entwickelten Einstellungs- und Verhaltenseinheiten, welche aktuell wirksam sind. Dementsprechend lassen sich die AF in primäre, die den ich-nahen, emotionalen Bereich betreffen, und sekundäre, die Ausdruck der Sozialisationsnormen sind und auf Grund von Wissensvermittlung gebildet werden, aufschlüsseln.
Die Primären Fähigkeiten bilden die Basis, auf die sich die sekundären Fähigkeiten beziehen. (S. Abb.)

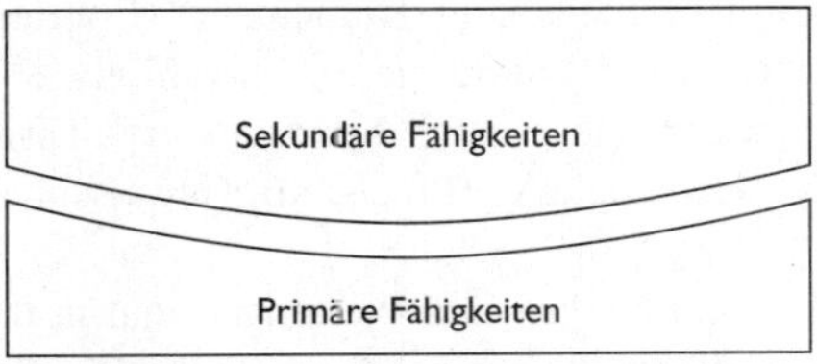

Aktualfähigkeiten und Grundfähigkeiten

Der Mensch ist, wenn er geboren wird, kein unbeschriebenes Blatt, sondern ein noch unlesbares Blatt. Seine Fähigkeiten – Grundlage einer Entwicklung – bedürfen der Reifung und der fördernden Hilfe der Umwelt.
Der Begriff der *Fähigkeiten* besitzt eine eigene Problematik: Man bemerkt sie nicht, wenn sie sich nicht in Leistungen äußern. Sie sind aber vorhanden und können sich jederzeit entwickeln und zur Ausprägung kommen, wenn Bedingungen des Körpers, der Umwelt und der Zeit auf sie in fördernder oder hemmender Weise einwirken. Im Verhältnis zu den Trieben sind Fähigkeiten plastischer und stärker auf die Resonanz der Umwelt angewiesen. In diesem Sinn entspricht z. B. der gesellschaftlichen, konventionellen Form der Ordnung* die Fähigkeit des Menschen, in irgendeiner Weise Ordnung zu schaffen. Ohne die Fähigkeit zur Ordnung ist Ordnung undenkbar.
Hinter zwischenmenschlichen Konflikten stehen erziehungs- und lebensgeschichtlich bedingte Wertmaßstäbe, die später zu Störungen und psychischen und psychosomatischen Krankheiten führen können. Ihre Umschreibung mit Überforderung, Überarbeitung und Belastung lässt keine genauen Unterschiede der Inhalte erkennen. In der PPT werden sie durch die Differenzierungsanalyse erfasst.

Die AF als Einstellungs- und Verhaltensmuster lassen sich durch ein Inventar psychosozialer Normen beschreiben, die sich dadurch auszeichnen, dass sie gleichermaßen als Entwicklungsdimensionen und Konfliktpotentiale wirksam werden. Inhaltlich lassen sich diese psychologisch realen Normen in zwei grundsätzliche Kategorien einteilen, die wir als sekundäre und primäre Fähigkeiten bezeichnen.

Die sekundären Fähigkeiten sind Ausdruck der Erkenntnisfähigkeit und beruhen auf Wissensvermittlung. In ihnen spiegeln sich die Leistungsnormen der sozialen Gruppe des Individuums wider. Zu ihnen gehören: Pünktlichkeit* (Punctuality), Sauberkeit* (Cleanliness), Ordnung* (Orderliness), Gehorsam* (Obedience), Höflichkeit* (Courtesy), Ehrlichkeit* (Honesty/Candor), Treue* (Faithfulness), Gerechtigkeit* (Justice), Fleiß/Leistung* (Diligence/Achievement), Sparsamkeit* (Thrift), Zuverlässigkeit* (Reliability), Genauigkeit* (Precision), Gewissenhaftigkeit* (Conscientiousness).

In alltäglichen Beschreibungen und Wertungen und in der gegenseitigen Partnerbeurteilung spielen die sekundären Fähigkeiten eine entscheidende Rolle. Wer einen anderen Menschen nett und sympathisch findet, der begründet seine Einstellung damit: »Er ist anständig und ordentlich, man kann sich auf ihn verlassen.« Umgekehrt urteilt man abwertend: »Er ist mir unsympathisch, weil er schlampig, unpünktlich, ungerecht, unhöflich und geizig ist und zuwenig Fleiß zeigt.«

Ebenso geläufig sind auch die Folgen von entsprechenden Erlebnissen auf Stimmung und körperliches Befinden. So können z.B. Pedanterie, Unordnung, ritualisierte Sauberkeit, Unsauberkeit, übertriebene Pünktlichkeitsforderung, Unpünktlichkeit, zwanghafte Gewissenhaftigkeit oder Unzuverlässigkeit außer zu sozialen Konflikten auch zu psychischen und psychosomatischen Störungen wie Ängsten, Aggressionen und Nachahmungen mit ihren Folgen führen: im psychischen Bereich, in den Atemwegen, im Herz- und Kreislaufsystem, im Gastrointestinalbereich, im Bewegungsapparat, im Nervensystem, im Urogenitalbereich und im Hautbereich. Die große affektive Resonanz bei Störungen der sekundären Fähigkeiten ist nur auf der Basis der emotionalen Beziehungen zu verstehen. Ausdruck hierfür sind die primären Fähigkeiten.

Die primären Fähigkeiten betreffen die Liebesfähigkeit. Diese emotionalen Bereiche entwickeln sich, ebenso wie die sekundären Fähigkeiten, vornehmlich in zwischenmenschlichen Beziehungen, wobei das Verhältnis zu den Bezugspersonen, vor allem zu Mutter und Vater, eine erhebliche Rolle spielt. Die primären Fähigkeiten umfassen Kategorien wie Liebe* (Emo-

tionalität) (Love), Vorbild* (Modeling), Geduld* (Patience), Zeit* (Time), Kontakt* (Contact), Sexualität* (Sexuality), Vertrauen* (Trust), Zutrauen* (Confidence), Hoffnung* (Hope), Glaube* (Faith), Zweifel* (Doubt), Gewissheit* (Certitude), Einheit* (Unity).
S. a. Grundfähigkeiten*

Aktualfähigkeiten, einzelne (Actual capacities):
Die AF. spielen in unserem Leben eine herausragende Rolle. Jeder geht mit seinen AF. um, ohne dass ihm oft bewusst wäre, was sie bedeuten. Um die AF. aus ihrer abstrakten Begrifflichkeit in konkrete Fragestellungen und Situationen überführen zu können, gibt die PPT nach Definition und kurzer Skizze wesentlicher Entwicklungsmerkmale Beispiele vor, wie man nach den jeweiligen AF. fragt. Da die AF. in ihrer psychosozialen Bedeutung meist nur randständig berücksichtigt werden, werden sie hier unter psychotherapeutischem Gesichtspunkt zusammengestellt. Dies erleichtert es, sich unter den AF. entsprechende Situationen aus dem täglichen Leben vorzustellen und eine Übertragung zu ermöglichen. Die Verhaltensregulative fassen Konfliktlösungsstrategien stichwortartig zusammen – nicht als »Kochrezept«, sondern als Anstoß für weitere eigene Überlegungen.
Auf den pädagogischen Gesichtspunkt der AF. weisen die Bücher *Psychotherapie des Alltagslebens* und *Der nackte Kaiser* hin.

Aktualfähigkeiten in der Literatur (Actual capacities in literature):
Der Versuch, den Menschen nicht nur negativ von seinen Störungen her, sondern auch positiv, also unter dem Aspekt seiner Fähigkeiten, zu sehen, ist alt und findet sich schon bei Platon, der vier menschliche Tugenden beschreibt: Gerechtigkeit, Einsicht, Kühnheit und Weisheit. Orientalische Philosophen sprechen in ähnlicher Weise von den Tugenden Liebe, Gerechtigkeit, Stärke und Weisheit. Die neuere Psychotherapie berücksichtigt ebenfalls verschiedene Bereiche, in denen sich menschliche Eigenschaften und Fähigkeiten weiterentwickeln können.
In der psychotherapeutischen und medizinischen Literatur finden sich, besonders bei Verhaltensstörungen, psychosomatischen Störungen, Neurosen und Psychosen, genügend Hinweise auf einzelne AF.: Nach S. Freud (1942) sind Ordentlichkeit*, Sparsamkeit* und Eigensinn Dressurprodukte aus der Phase der Sauberkeitserziehung. C. G. Jung (1940), F. Künkel (1962) und V. Frankl (1959) betonen die Bedeutung des Glaubens.

E. Fromm (1971) spricht von Hoffnung. A. Mitscherlich (1967) stellt die Leistungsanforderung und Leistungsmotivation heraus. R. Dreikurs (1970) bringt Erfolg, Prestige und Genauigkeit in Verbindung mit Erziehungsproblemen. G. Bach und H. Deutsch (1962) weisen auf die Bedeutung einer offenen Beziehung (Ehrlichkeit) in der Partnerschaft hin. E.H. Erikson (1971) formuliert eine Stufenfolge von Tugenden, welche nach den einzelnen Entwicklungsstadien des Menschen und der Reifung psychischer Funktionen aufgebaut sind.
Fazit: In der medizinischen, psychologischen, pädagogischen und psychotherapeutischen Literatur kommt man immer wieder auf die AF. als Einheiten des Verhaltens zurück, jedoch bleiben diese AF. isoliert. Erst in der Differenzierungsanalyse* werden die AF. als umfassende Verhaltens- und Einstellungskategorien systematisch berücksichtigt.

Aktualkonflikt (Actual conflict):
Er kennzeichnet eine Konfliktsituation, die durch aktuelle Probleme wie berufliche Überforderung, Ehezwistigkeiten, Schwierigkeiten mit Kindern oder Eltern, in den zwischenmenschlichen Beziehungen also, unmittelbar bedingt ist. Inhaltlich spielt sich die aktuelle Konfliktsituation in den Verhaltenskategorien der Aktualfähigkeiten und Medien der Erkenntnis- und Liebesfähigkeit ab. Die Beziehung des A. zum Grundkonflikt und der Weg der PPT zu Aktualfähigkeiten und Grundfähigkeiten* wird wie folgt dargestellt.

1. Der Patient kommt wegen eines A. zur Therapie; dieser steht in Beziehung zu seinem Grundkonflikt, was ihm aber nicht bewußt ist. Zunächst wird also nicht auf den Grundkonflikt eingegangen, sondern
2. durch positive Umdeutung und Interpretation wird er aus seinem Konflikt zu seinen Aktualfähigkeiten »überführt«.
3. Wissend, dass diese Aktualfähigkeiten im Zusammenhang mit seinen Grundfähigkeiten stehen, wird auf die Aktualfähigkeiten angesetzt.
4. Ausgehend von seinen Grundfähigkeiten wird auf seinen Grundkonflikt behutsam eingewirkt; seine Widerstände werden durch Geschichten, Spruchweisheiten und Gleichnisse aufgefangen. Die Wirkung zeigt sich immer an Veränderungen des Aktualkonfliktes, so wie eine welke Blume wieder frisch wird, wenn man sie gießt.

S. a. Grundkonflikt* und Innerer Konflikt*

Aktualkonzept (Actual concept):

Aktualkonzept bezeichnet die Einstellung, aus der sich das Verhalten eines Menschen angesichts einer aktuellen (Konflikt-)Situation ergibt. Diese Bewertungsmuster sind relativ stabil und sie existieren in Beziehung des Menschen zu sich selbst, zu einem Partner, zu einer Gruppe, zu fremden Menschen und zu seinem Glauben. Konfliktsituationen in der Partnerschaft z. B. lassen sich demnach als Konflikte zwischen voneinander abweichenden Bewertungsmustern beschreiben.

S. a. *Positive Psychotherapie* (PPT), S. 181

Alkoholismus und Drogenmissbrauch (Alcoholism and drug abuse):

Missbrauch oder Abhängigkeit von Alkohol oder Drogen mit somatischen, psychischen oder sozialen Folgeschäden.

Interpretation: Selbstheilungsversuch (Battegay, 1976). Der Versuch, mit Hilfe des Alkohols oder der Drogen Probleme zu bewältigen; beteiligte Aktualfähigkeiten: Höflichkeit, Nachahmung, Mittel der Sinne.

Ausbaufähig: Höflichkeit/Ehrlichkeit*; unterscheiden, welche Bereiche (Familie, Partnerschaft, Beruf, Sinn des Lebens) konflikthaft besetzt sind; statt passiver Kontakterwartung Beziehungen aktiv gestalten; Beziehung zum Körper und den Sinnen, zum Wir und Ur-Wir.

Diesem Krankheitsbild ist im Buch *Psychosomatik und Positive Psychotherapie* (PSS) ein eigenes Kapitel gewidmet.

Alternativkonzept (Alternative concept):

Ist ein »Gegenkonzept«, das dem einseitigen, auf Missverständnissen basierenden und krankmachenden Konzept (Aktual- und Grundkonflikt) des Patienten unter Benutzung seiner Aktual- und Grundfähigkeiten und unbenutzten Ressourcen aufgestellten Therapiekonzept – worauf der Therapieplan* basiert.

Ambivalenz (Ambivalence):

Ist das gleichzeitige Bestehen miteinander unvereinbarer oder unvereinbar erscheinender Gefühle, Vorstellungen und Wünsche.

In der PPT findet A. ihre Entsprechung in dem ›sowohl – als auch‹, ebenso in dem ›mal dies – mal das Gegenteil‹.

S. a. Doppelbindungstyp* und Vorbilddimensionen*

Anamneseerhebung (Taking anamnesis):
Während die Schilderung des Patienten vorwiegend subjektive Informationen liefert, sollen bei der Anamnese vorwiegend objektive Daten aus der Lebensgeschichte gesammelt werden. In der Anamnese, die allerdings Vertrauen erfordert, wird der Patient über seine Lebensgeschichte exploriert (Sozialanamnese). Ferner sind die körperliche Entwicklung und die bisherigen Erkrankungen (somatische Anamnese) sowie vorausgegangene psychiatrische und psychotherapeutische Behandlungen von Bedeutung. So erhält der Therapeut Hintergrundinformationen, gewissermaßen ein Gerüst für das Verständnis für die jetzigen Beschwerden. Durch die Anamnese wird das Kontinuum des Interviews zunächst unterbrochen. Sofern diese Unterbrechung nicht gewaltsam geschieht, ermöglicht sie einerseits, Fixierungen an bestimmten Beschwerdebildern zu neutralisieren; sie werden vom Therapeuten zwar bemerkt, jedoch im Rahmen des Erstinterviews nicht kultiviert. Andererseits hilft der Rekurs auf die Lebensgeschichte des Patienten, andere relevante Ereignisse zu assoziieren. In der PPT ordnet der Therapeut die gewonnene Information nach Aktual- und Grundfähigkeiten, den 4 Bereichen der Konfliktverarbeitung und den 4 Vorbilddimensionen und erarbeitet einen Entwurf für den Therapieplan*.
S. a. Erstinterview* und die 3 Interaktionsstadien*

Angina pectoris (Angina pectoris):
Anfälle von heftigen Herzschmerzen, Beklemmungen in der Brust und Todesangst, auf einer akuten Minderdurchblutung des Herzmuskels beruhend; das Wort ist verwandt mit Enge und Angst. S. a. Verbundenheit*, Differenzierung*, Ablösung*, Mittel der Sinne*; sowie Herzfunktionsstörungen*.
Diesem Krankheitsbild ist im Buch PSS ein eigenes Kapitel gewidmet.

Angst (Anxiety / Fear):
Große Sorge, Unruhe, unbestimmtes, oft nicht ergründliches Gefühl des Bedrohtseins (im Unterschied zu Furcht, die ein bestimmtes Gefühl der Angst bedeutet).
PPT-Definition: Die Fähigkeit, als bedrohlich empfundenen Situationen und Objekten auszuweichen. Üblicherweise unterscheiden Patienten nicht primär, ob sie A. oder Furcht haben. Insofern ist es wichtig in der Therapie, das Gefühl beschreiben zu lassen, die Situationen, bei denen es auftritt. Durch Phantasiearbeit wird der Patient dahin geleitet, selbst heraus-

zufinden, was ihm helfen könnte, die Angst vor bestimmten Situationen zu reduzieren, bzw. erträglich zu machen.
Diesem Krankheitsbild ist im Buch PSS ein eigenes Kapitel gewidmet.*

Angst vor Einsamkeit (Fear of solitude):
PPT-Definition: Ausgeprägtes Bedürfnis nach einer Beziehung (zum Du und Wir).
Ausbaufähig: Beziehung zum Ich, Beziehung zu einzelnen Aktualfähigkeiten (eigenen Interessen), Ehrlichkeit (zu den eigenen Interessen stehen).

Angst vor der Gruppe (Fear of groups):
PPT-Definition: Betonung der Beziehung zum Ich oder zu jeweiligen Partnern.
Ausbaufähig: Kontakt, Beziehung zum Wir, Höflichkeit, Ehrlichkeit, Verbalisierung und Zielerweiterung.

Angst vor der Zukunft (Fear of future):
Weit verbreitetes Gefühl, besonders in der westlichen Welt, wo man mit Sicherheiten und Versicherungen aufwächst. Am Ende der Sicherheit oder bei deren Versagen kommen Ängste auf, auf die man sich nicht (genug) vorbereitet hat. (G): *Glaube an Gott und binde dein Kamel fest!*. In der westlichen Kultur bindet man sein Kamel zu sehr fest (Mittel des Verstandes und der Leistung); im Orient vertraut man zu sehr auf Gott (Mittel der Phantasie, des Vertrauens, des Umgangs mit Zeit).
PPT: Die Fähigkeit, sich auf sich (Ich sowie Körper und Sinne) und auf seine Leistung zu verlassen; gute Beziehung zur Realität, zur Zeit und zu den sekundären Aktualfähigkeiten.

Angsthierarchie (aus der Verhaltenstherapie) (Anxiety hierarchy):
A. ist eine sorgfältig abgestufte Auswahl der angstauslösenden Reize. Bei der Konflikt-Visualisierung soll der Patient sich eine ihn beunruhigende Konfliktsituation hinsichtlich kritischer Aktualfähigkeiten vorstellen. Anschließend an diese Vorstellung, die angsterregend wirkt, wird das Psychoserum* flüsternd gesprochen. Nach mehrfacher Wiederholung ist zumeist eine deutliche Angstreduktion feststellbar. Als besonders günstig hat es sich in der PPT erwiesen, bei diesem Verfahren die A. unter Berücksichtigung der konfliktbesetzten Aktualfähigkeiten aufzubauen.

Angstreduktion (Anxiety reduction):
Die A. wird durch verschiedene psychotherapeutische Techniken und Verfahren gefördert. (z. B. AT*, progressive Entspannung nach Jacobson, 1938).
In der PPT erfolgt die therapeutische Arbeit (evtl. mit psychopharmakologischer Unterstützung) vornehmlich an der Phantasie, bezogen auf Aktualfähigkeiten*.

Anorexia nervosa (Anorexia nervosa)
(Meist Pubertäts-) Magersucht: Zustand starker Abmagerung aus psychischer und sozialer Ursache, fast ausschließlich bei Mädchen oder Frauen im Alter von 12 bis 21 Jahren vorkommend.
PPT: Durch körperliche Askese auf Konflikte reagieren. Die Fähigkeit, zu verzichten; die Fähigkeit, am Hunger der Welt teilzuhaben.
Ausbaufähig: Konflikt verbalisieren, Offenheit/Ehrlichkeit* versus Höflichkeit*. Soziale Situation und Vorbilddimensionen* eruieren.
Diesem Krankheitsbild ist im Buch PSS ein eigenes Kapitel gewidmet.

Archetypen (Archetypes):
Nach C. G. Jung.
Ererbte Disposition zu bestimmten Gedankengängen und Vorstellungen (»Urbildern«), die sich aus den Erfahrungen unserer Vorfahren ableiten, im kollektiven Unbewussten* jedes einzelnen aufbewahrt werden und von dort aus Träume, Denken, und Handeln beeinflussen. So können jederzeit die in Mythen, Märchen und heiligen Büchern immer wieder vorkommenden Gestalten wie die »große Mutter«, der »weise Mann« in jedem Menschen spontan lebendig werden. Es handelt sich nach Jung jedoch nicht um konkrete, fest umrissene Bilder oder um vererbte Vorstellungen. Es werden zunächst nur unanschauliche Aktions- und Reaktionsformen und Möglichkeiten menschlichen Verhaltens vererbt, die unter bestimmten Umständen aktualisiert werden und ins Bewusstseinsfeld treten. Jung sprach auch von »Organen der Seele«, Selbstabbildungen der Instinkte (A. J. Ziegler). Jung unterschied auch den »Archetypus der Seele« (Anima oder Animus) vom »Archetypus des Geistes« (der alte Weise, die magna mater) und vom zentralen Archetypus; dem »Selbst«.
PPT: Den A. entsprechen im weitesten Sinn die kollektiven Mythologien und Konzepte, die über die Tradition zu kulturspezifischen Bezugssystemen und Orientierungspunkten wurden. Sie beinhalten bestimmte Konzepte gegenüber den Medien der Liebes- und Erkenntnisfähigkeit sowie

charakteristische Werthaltungen gegenüber den Aktualfähigkeiten und können in Symbolfiguren aus Mythologien und Märchen repräsentiert sein.

Arzt-Patient-Beziehung (Doctor–patient–relationship):

a) In der Psychosomatik

In der Arzt-Patient-Beziehung in Klinik und Praxis stehen anders als unter b) die Differenzierung und Einordnung der aktuell geklagten Beschwerden in der gesamten Persönlichkeit und der Lebensgeschichte des Patienten (Differenzierung*) im Vordergrund. In den Begegnungen des Arztes mit seinem Patienten kommen besonders die 3 Interaktionsstadien Verbundenheit-Differenzierung-Ablösung* zur Anwendung. Deren Berücksichtigung trägt zum Erfolg der ärztlichen Tätigkeit bei.

b) In der Psychotherapie

Zur Psychotherapie kommen Patienten in der Regel wegen aktueller Konflikte. In der Therapie kommen allerdings Elemente des Grundkonfliktes zum Ausdruck, werden auf den Therapeuten übertragen und bestimmen dadurch das Arzt-Patient-Verhältnis mit. So wird die Verarbeitung des Grundkonfliktes zum wesentlichen Inhalt der psychotherapeutischen Behandlung. Sie ist eine Antwort auf die Erwartungen des Patienten gegenüber dieser Therapie, auf den noch offenen Rest früherer Erlebnisse und die in ihnen noch enthaltene Gestaltsschließungstendenz; so entsteht ein Faktor der Verbundenheit.

Emotionale Widerstände und Abwehrmechanismen sind nicht nur eine Charakteristik der Persönlichkeitsökonomie, sondern zum wesentlichen Teil sekundär entstanden aus der Art der Therapeut-Patient-Beziehung. Das DAI A-P zeigt anschaulich, wie die Beziehung zwischen Arzt und Patient inhaltlich betrachtet wird.

Die Klärung, Analyse und die therapeutische Nutzung der Arzt-Patienten-Beziehung ist ein besonderer Verdienst von Michael Balint* und wird in der Balintgruppenarbeit* ausführlich praktiziert.

S.a. Widerstände*, Missverständnisse*, Abwehrmechanismen*, Aktualfähigkeiten*

Assoziation (Association):

Verknüpfung seelischer Inhalte dadurch, dass eine Vorstellung eine andere ins Bewusstsein ruft oder diesen Vorgang begünstigt. Zwischen beiden Vorstellungen besteht eine gewisse, oft nur entfernte, Ähnlichkeit. Diese

kann beruhen auf Wortklang, auf Zuordnung zu einem über- oder untergeordneten Begriff oder eine Symbolverwandtschaft haben.
In der PPT werden im Rahmen des DAI Spontanaussagen auf die einzelnen Aktualfähigkeiten bezogen, um die innere Einstellung der jeweiligen Person zu den Zusammenhängen von Aktualkonflikt und Grundkonflikt (innerer Konflikt*) zu erfahren.
Die Abklärung der Aktualfähigkeiten kann rein zufällig geschehen und dennoch eine Einstellungs- und Verhaltensänderung einleiten. Dies ist bei den klassischen Formen der Psychotherapie der Fall, wenn im Zusammenhang von Deutungen, Assoziationen oder Spontanäußerungen die entsprechenden Erlebnisbereiche thematisiert werden.

Asthma bronchiale (Bronchial asthma):
Anfallsweises Auftreten von Atemnot infolge variabler und reversibler Bronchialverengung durch Entzündung und Hyperreaktivität der Atemwege, bei Erwachsenen meist chronischer Verlauf, hat drei Komponenten: infektiöse, allergische und psychische.
PPT: Die Fähigkeit, durch das Symptom (Röcheln, Husten, nach Luft schnappen, blau anlaufen) nachhaltig auf sich aufmerksam zu machen. Intensive Beziehung zum eigenen Körper, zu einer Bezugsperson.
Ausbaufähig: Konflikte verbalisieren (Verstand), Verbundenheit – Ablösung, Offenheit, Zutrauen, Vertrauen und Hoffnung.
Kennzeichnend beim A. b. ist die Fähigkeit, die Atemluft einzubehalten und die Schwierigkeit, auszuatmen. Das bedeutet, dass der Patient nicht in der Lage ist, sich gehen zu lassen, sich zu entspannen.
Besonders beteiligte Aktualfähigkeit: Offenheit in Konflikt mit Höflichkeit.
S. a. Geschichte »Wunder des Rubins« in *Der Kaufmann und der Papagei* (K. u. P.) S. 56.
Diesem Krankheitsbild ist im Buch PSS ein eigenes Kapitel gewidmet.

Aussagenanalyse (Analysis of utterances):
Ein Großteil der zwischenmenschlichen Beziehung vollzieht sich in sprachlicher Form. Informationen werden ausgetauscht, Bezugspersonen werden über Nöte, Bedürfnisse oder Erlebnisse unterrichtet. Sehen wir von den besonderen Eigenschaften der Partner in einer Interaktion ab, können wir sie als *Sender* und *Empfänger* bezeichnen. Sender und Empfänger sind durch ein Medium verbunden, das Informationen vermitteln kann. Nur ist der Sender nicht nur Sender, der Empfänger nicht nur Empfänger; was

jemand sagt, tut oder sonst noch als Zeichen oder Signale von sich gibt, wird bei seinem Partner eine Reaktion hervorrufen, auf die er selbst wieder reagiert.
Aus den Aussagen werden die beteiligten Aktualfähigkeiten analysiert. Diese realisieren sich in einer Vielzahl von Erscheinungsformen, teils als Maskierungen, teils als Synonyme und zum Teil aus Inhalten der zwischenmenschlichen Kommunikation. Diese Formen geben uns vor dem Hintergrund psychosozialer Konflikte oder manifester, psychischer und psychosomatischer Störungen diagnostisch und therapeutisch verwertbare Hinweise.

Autogenes Training (Autogenic Training):
(nach J. H. Schultz)
Konzentrative Selbstentspannung und -hypnose, bei der durch verbale Vorgaben das Empfinden von Schwere, Kühle, Wärme, Luftströmung und ähnlichem eingeübt und dadurch eine Entspannung herbeigeführt wird. A. T. findet bei den meisten psychogenen und somatischen Störungen Anwendung. In der Positiven Psychotherapie wird je nach Phase des therapeutischen Prozesses ein Psychoserum* eingesetzt. Bei Patienten, die sich nicht so gut entspannen können, empfiehlt sich das Wechseltraining von Anspannung und Entspannung nach Jacobson*.

Avicenna:
980–1037 n. Chr., persischer Arzt, aus adligem Geschlecht stammend, war Philosoph und Staatsmann zugleich; er schrieb zahlreiche philosophische und medizinische Werke, von denen vor allem der »Kanon der Heilkunde« Einfluss auf die Entwicklung der europäischen Medizin nahm. Von ihm sind mehrere Geschichten überliefert, u. a.: *Leichte Heilung*, in der er mit Hilfe der Pulsfrequenz erfolgreich psychische und psychosomatische Störungen aufspürte, und ›Der geheilte Wahn‹.

Bahá'i-Religion:
Die weltweite Bahá'i-Gemeinde stellt eine der vielfältigsten Gemeinschaften der Erde dar. Nach der Encyclopaedia Britannica (Jahrbuch 2003) ist sie nach dem Christentum die geographisch am weitesten verbreitete Religionsgemeinschaft. Rund 5 Millionen Bahá'i repräsentieren einen Querschnitt der Menschheit aus über 2100 ethnischen Gruppen in mehr als

230 Ländern. Sie arbeiten weltweit zusammen und kennen keinen Klerus, sondern regeln ihre Belange durch demokratisch gewählte Gremien. Ihr Glaube motiviert sie, sich für Projekte einzusetzen, deren Ziel es ist, Einheit zu stiften, Vorurteile zu überwinden und eine geistige, kulturelle wie soziale Einheit zu fördern.
D.C. Jordan und D.T. Streets (1967) formulieren in ihrem auf der Grundlage der Bahá'i-Religion entwickelten Anisa-Modell: »Erkenntnis und Liebe sind (…) die grundlegenden Fähigkeiten, aus denen alle Fähigkeiten heraus differenziert werden.« In der Positiven Psychotherapie wurden daraus die beiden Grundfähigkeiten entwickelt: Die Liebesfähigkeit* und die Erkenntnisfähigkeit*.

Bahá'u'lláh:
Bahá'u'lláh, arab. »Herrlichkeit Gottes«, 1817–1892, Stifter der Bahá'i-Religion. In seinen Schriften entfaltet er die Vision von der Menschheit als einem Volk und der Erde als einem Land. Bahá'u'lláh nahm vierzig Jahre Exil, Gefangenschaft und Verfolgung auf sich. Von Persien aus führte sein Verbannungsweg über Bagdad, Konstantinopel und Adrianopel nach Akka an der Bucht von Haifa im Heiligen Land. Bahá'u'lláh richtete Sendbriefe an die Herrscher der damaligen Zeit, darunter auch den deutschen Kaiser Wilhelm I., und rief dazu auf, für die Vereinigung des Menschengeschlechts zu wirken. Sein Ruf stieß bei den Monarchen des 19. Jahrhunderts auf taube Ohren. Seine Botschaft jedoch verbreitete sich in alle Länder und prägt heute das Bewusstsein von Millionen Menschen weltweit.

Balance-Modell (Balance model):
In Anlehnung an die 4 Erlebnis-Bereiche versucht man seinen Zeit- und Energieaufwand im Alltag – ausgehend von 100 Prozent auf die 4 Bereiche – zu verteilen: Das Modell zeigt anschaulich, in welche Richtung die jeweilige Raute verzogen ist und welche Bereiche zu kurz kommen. Um gesund zu werden, muss man dann versuchen, die Balance wiederherzustellen.

Balint, Michael:
* 1896 in Budapest, † 1970 in London.
Bedeutender Psychotherapeut. Nach Studium der Philosophie in Budapest und der Medizin in Berlin Hinwendung zur Psychoanalyse unter dem Einfluss von Ferenczi. Wirkte hauptsächlich in London. Besonders bekannt durch die Einrichtung der nach ihm benannten Balintgruppen*. Werke:

›Der Arzt, sein Patient und die Krankheit‹, ›Psychotherapeutische Techniken in der Medizin‹ u. a.

Balintgruppe / Balintgruppenarbeit (Balint group):
Arbeitsgruppe von Ärzten, die ihre ärztlich-psychotherapeutischen Erfahrungen regelmäßig unter Anleitung eines erfahrenen Psychotherapeuten oder Psychoanalytikers besprechen und reflektieren. Diese Fallkonferenzen mit Forschungscharakter haben das Ziel, die ständig wechselnde Arzt-Patienten-Beziehung zu untersuchen. Sie befähigt behandelnde Ärzte in Klinik und Praxis, ihre Patienten, besonders »die schwierigen« besser verstehen und behandeln zu können. Sie ist ein wichtiges Element in der Aus- und Weiterbildung von Ärzten, Psychotherapeuten und Mitarbeitern des Gesundheits- und Sozialwesens. Die Balintgruppenarbeit ist Bestandteil jeder psychosomatischen und psychotherapeutischen Ausbildung.

Bandscheibenvorfall (Disc prolapse):
Im Rahmen einer Dissertation (Hamid Peseschkian: »Psychosoziale Aspekte beim lumbalen Bandscheibenvorfall«) wurden Zusammenhänge zwischen Persönlichkeitseigenschaften, Life events und Erkrankung untersucht. Während nur 16 Prozent aller Patienten ein Trauma angaben, war dies bei 84 Prozent nicht der Fall. Unbemerkte Mikrotraumen und belastende Life events (Überbetonung der Leistung, Trennungen und Todesfälle), sowie besonders die Merkmale Geduld und Höflichkeit wurden bei der Untersuchung festgestellt.
Diesem Krankheitsbild ist im Buch PSS ein eigenes Kapitel gewidmet.

Behandlungsstrategie, die fünfstufige (Five-Stage-Treatment):
Nach ausführlicher Psychodiagnostik wendet die PPT als Behandlungsschritte ein fünfstufiges Verfahren an. Dieses Verfahren stützt sich auf die beschriebenen Aktualfähigkeiten und gliedert sich wie folgt:
1. *Beobachtung/Distanzierung*:* Der Patient legt möglichst schriftlich Rechenschaft ab, über was oder wen und wann er sich ärgert und welche Anlässe ihm angenehm sind. Auf dieser Stufe beginnt ein Prozess des Unterscheidenlernens. Man beginnt den Konflikt einzukreisen und inhaltlich zu beschreiben. Dadurch relativieren sich Ärgersituationen; gleichzeitig treten positive Erlebnisse hervor.
2. *Inventarisierung*:* Anhand eines Inventars der Aktualfähigkeiten (DAI) wird festgestellt, in welchen Verhaltensbereichen man selbst und der (Konflikt-) Partner positive, in welchen man negative Eigenschaften hat; in den

Spontanaussagen kommen alte Verbindungen zur Lebensgeschichte zutage.
3. *Situative Ermutigung*:* Um ein Vertrauensverhältnis aufzubauen werden beim Patienten einzelne, positiv ausgeprägte Eigenschaften verstärkt bzw. positiv interpretiert. So lernt er – bei Partnerschafts- und Familienkonflikten – auch einzelne positiv ausgeprägte Eigenschaften seines Partners zu verstärken und auf die damit korrespondierenden eigenen kritisch ausgeprägten Eigenschaften zu achten.
4. *Verbalisierung*:* Um aus der Sprachlosigkeit oder der Sprachverzerrung des Konfliktes herauszukommen, wird schrittweise die Kommunikation des Patienten und zu Hause mit dem Partner nach festgelegten Regeln trainiert. Man spricht sowohl über die positiven als auch über die negativen Eigenschaften und Erlebnisse.
5. *Zielerweiterung*:* Die neurotische Einengung des Gesichtsfeldes wird gezielt abgebaut. Man lernt, den Konflikt nicht auf andere Verhaltensbereiche zu übertragen, sondern neue und bisher noch nicht erlebte Ziele anzusteuern. Die Einbeziehung von Verhaltensweisen anderer Personen oder Kulturen erweitert das Bewusstsein und das Handlungsrepertoire für die Zukunft.

Beobachtung/Distanzierung, 1. Stufe der (Observation/Distancing): Nach dem Erstinterview* setzt bei Behandlungsbeginn die patientenzentrierte Stufe der Beobachtung/Distanzierung ein.
Einen Menschen, für den man sich verantwortlich fühlt, sieht man unwillkürlich mit anderen Augen als andere Menschen. Man überträgt auf ihn zumeist ohne bewusste Absicht die eigenen Wünsche und erwartet, dass er so handelt, wie man selbst es sich wünscht. Diese starke emotionale Beteiligung bewirkt, dass man die Angelegenheiten des anderen für die eigenen hält und sich einmischt.
Der andere wird unter solchen Bedingungen nicht mehr objektiv, »gleichgültig«, sondern subjektiv bei verstärktem Engagement der Gefühle gesehen. Diese Beteiligung nimmt zu, je näher der Betreffende uns steht: bei eigenen Kindern, Enkelkindern, Ehepartnern, Freunden, Kollegen und Eltern. Ihre Nähe vermittelt ein intensives Wissen über ihre Person. Paradoxerweise führt dieses Wissen jedoch nicht zu einer objektiveren Personenwahrnehmung, sondern einzelne Persönlichkeitszüge drängen sich in den Vordergrund der Aufmerksamkeit. Es entsteht ein einseitiges Persönlichkeitsbild, Voraussetzung nahezu aller psychosozialen Konflikte, psychischer und psychosomatischer Störungen.

Ziel der Beobachtung ist eine Situationsanalyse. Sie soll helfen, von einer abstrakten oder stark emotional betonten zu einer konkreten Beschreibungsebene zu gelangen. Generalisierungen sollen aufgefangen werden. Der Patient erhält durch die Beobachtung die Möglichkeit, Distanz zur eigenen Situation zu erlangen (Distanzierung).

Berne, Eric:
1910–1970, Arzt und Psychiater, in Montreal, Kanada geboren, lebte und wirkte in Kalifornien, Begründer der Transaktionsanalyse* und Verfasser so bekannter Bücher wie ›Spiele der Erwachsenen‹, ›Sprechstunden für die Seele‹, ›Was sagen Sie, nachdem Sie *Guten Tag* gesagt haben?‹ u. a.

Bestrafung (Punishment):
Verhaltenstherapie: B. ist eine Methode der Verhaltenskontrolle. Sie ist die Prozedur, bei der ein aversiver Stimulus kontingent auf eine Reaktion dargeboten wird (nach Christoph Lemke,1974).
PPT: Grundstruktur von B. und Belohnung ist das Verhältnis von Gerechtigkeit und Liebe. B. und Belohnung erfolgen nach bestehenden gesellschaftlichen Gruppen- und individuellen Normen hinsichtlich erbrachter Leistungen, die sich durch die Aktualfähigkeiten beschreiben lassen. Zum Beispiel: »Als ich einmal Geld wegnahm, hat mich mein Vater drei Tage lang zu Hause eingesperrt«. Hier ist das Geld (AF Sparsamkeit) Inhalt der B. In anderen Fällen ist Pünktlichkeit, Höflichkeit, Sauberkeit, Gehorsam etc. der Grund.

Bettnässen, Enuresis (Bedwetting):
Einnässen in der Nacht noch nach dem fünften Lebensjahr. Unwillkürliche Reflexmiktion während des Schlafens ohne gleichzeitig vorliegendes Einnässen am Tag oder Harnwegsinfekt.
PPT: Zeichen für das Bedürfnis nach Verbundenheit.
Ausbaufähig: Beziehung zu den Mitteln der Sinne*, Vertrauen*, Sauberkeit*, Zeit*, Pünktlichkeit* (Das Kind kann lernen, wann und wo es Wasser lassen kann.)

Bewusstes / Bewusstsein (Consciousness):
Nur ein Teil der Motive menschlichen Verhaltens gelangt zum Bewusstsein und wird von ihm kontrolliert. Auf dieser Erkenntnis basiert die Psychoanalyse von S. Freud. Er erforschte das Unbewusste und formulierte eine Theorie des Unbewussten. Ziel der psychotherapeutischen Behand-

lung Freuds war es, verdrängte Erlebnisse der frühen Kindheit wieder bewusst zu machen und damit eine Heilung des Patienten in die Wege zu leiten. Das Unbewusste im Sinne Freuds ist der Ort der Triebenergie und der verdrängten Inhalte. Bei C.G. Jung ist es der Ort der überindividuellen Inhalte. Diese Versuche einer inhaltlichen Bestimmung des Unbewussten lassen viele Fragen offen und decken nicht alle Bereiche des Unbewussten ab. In der PPT ersetzen die beiden Grundfähigkeiten, die Erkenntnisfähigkeit* und die Liebesfähigkeit*, die Libido der Freudschen Theorie. Die Libido ist gewissermaßen als energetischer Anteil in den Grundfähigkeiten angelegt. Daneben besitzt das Unbewusste in der PPT folgende zwei Funktionen: Einmal ist es der Ort der noch nicht entwickelten, undifferenzierten Fähigkeiten und der menschlichen Energie. Im Unbewussten ruht somit alles, was im Menschen angelegt, aber noch nicht entfaltet ist, weil die Zeit der Reife noch nicht gekommen ist oder die Umstände dafür nicht förderlich waren. Die Fähigkeiten sind Energiepotentiale, welche nach Verwirklichung streben. Zum anderen ist das Unbewusste der Ort verdrängter und unterdrückter Aktualfähigkeiten und Medien. Die einzelnen Fähigkeiten haben sich bereits durch Auseinandersetzung mit der Umwelt entwickelt; sie sind entweder von der jeweiligen Umwelt abgelehnt worden, oder die Umwelt hat keine hinreichenden Bedingungen für ihre Entwicklung geboten, oder andere Aktualfähigkeiten wurden in ihrer Bedeutung so weit herausgehoben, dass für weitere kein Platz zu bestehen schien.

Vor dem Hintergrund der Doppelfunktion des Unbewussten wird verständlich, warum nicht nur Erlebtes zu Störungen und Konflikten führt, sondern auch Nicht-Erlebtes.

S. a. Unbewusstes*

Beziehungen, zwischenmenschliche (Interpersonal relationship): Die zwischenmenschlichen Beziehungen und partnerschaftlichen Interaktionen vollziehen sich nicht nur als Austausch objektiver Informationen. Vielmehr schwingen in dem, was wir sagen, Erwartungen, vorhergehende Erfahrungen und Einstellungen mit, die unserer Aussage und unserem Verständnis einen eigenen Akzent geben.

Ebenso wie wir den Informationen einen eigenen Bedeutungshof verleihen, erhalten auch die Verhaltensweisen unserer Partner subjektiven Charakter. Das führt dahin, dass wir nicht immer das meinen, was wir sagen, und wir unseren Partner nicht so verstehen, wie er sich verstanden wissen will. Es entstehen Missverständnisse*. Missverständnisse maskieren unsere Aus-

sagen, unser Verhalten und unsere Bedürfnisse und werden damit zu Konfliktpotentialen.
Jeder unserer Partner verfügt über ein eigenes Wertsystem. Unsere Auseinandersetzung mit unserer Umgebung erfordert eine Annäherung unserer Konzepte an die bestehenden physikalischen, biologischen, sozialen und transzendentalen Sachverhalte. Bei diesem Aufeinandertreffen erweisen sich einzelne Unterscheidungen als einseitig und damit konfliktträchtig. Indem sie einseitig einzelne Aspekte bevorzugen, gehen sie unter bestimmten Bedingungen an den eigenen Bedürfnissen, an den Bedürfnissen der Partner, an der sozialen Situation oder dem sich stellenden Problem vorbei. Damit werden sie zu Missverständnissen*.

Bezugspersonen (Reference persons):
Eltern und Geschwister sind in der Kleinfamilie für ein Kind die primären B:, somit »Prototypen« für Formen diverser sozialer Beziehungen. Des weiteren können Großeltern und nähere Verwandte auch zu den primären Bezugspersonen gehören. B. prägen in dem Kind die vier Medien der Liebesfähigkeit: Ich, Du, Wir und Ur-Wir, und spielen für die Modellierung des Selbstwertgefühls eine herausragende Rolle. Im erweiterten Sinne können auch Pflegeeltern bzw. Heimbetreuer als B. fungieren.

Bluthochdruck (Hypertension, essential):
Dauernde Erhöhung des arteriellen Blutdrucks auf Werte von systolisch über 140 mm/hg und diastolisch über 90 mm/hg.
PPT: Sprachbilder: ›Unter Druck stehen‹, ›Dampf ablassen‹, ›An die Decke gehen‹, ›Vor Wut platzen‹. Betonung von Fleiß/Leistung, Reaktionsbereitschaft gegenüber Konflikten.
Ausbaufähig: Höflichkeit, Ehrlichkeit, Geduld, Zeit, Vertrauen, Verbundenheit.
Diesem Krankheitsbild ist im Buch PSS ein eigenes Kapitel gewidmet.

Boje, die (surface marker buoy):
Ist ein kugel-, kegel- oder tonnenförmiges Schwimmkörpersystem, das im Grund des Wassers verankert ist. Es besteht aus drei Teilen:
Einem Schwimmkörper, einer sehr schweren Masse, die im Wasser-Grund verankert ist, und einer kettenförmigen Verbindung dazwischen. Dieses Modell veranschaulicht die Zusammenhänge zwischen Aktualkonflikt*, Grundkonflikt* und innerem Konflikt*. Der sichtbare Schwimmkörper entspricht den sichtbaren Aktualkonflikten des Alltags. Durch den persön-

lichen, inneren Konflikt sind die Aktualkonflikte, auch die sogenannten Kleinigkeiten des Alltags, jeweils mit unsichtbaren Grundkonflikten* verbunden, die bewirkt hatten und weiterhin bewirken werden, dass dieser Schwimmkörper dort steht und so funktioniert, wie er es tut. Um das Konfliktsystem zu verstehen und dann behandeln zu können, muss man alle diese drei Teile kennen; um Aktualkonflikte und Störungen zu verändern, muss man gleichzeitig an Veränderungen der Grundkonflikte durch Grundfähigkeiten* therapeutisch arbeiten.
S. auch Anhang; S. 172.

Brief an das signalgebende Organ (Communication with my organ):
Um sich mögliche Konflikte bewusst zu machen, kann es hilfreich sein, einen Brief an das kranke signalgebende Organ oder an den Konfliktpartner zu schreiben. Die Fragestellung für diesen Brief lautet: Was will das Symptom oder der Konfliktpartner neben dem Leid und der Krise mir mitteilen? Auf was soll ich aufmerksam gemacht werden? Meist wird durch solch einen Brief dann auf Lebensbereiche hingewiesen, die bisher zu kurz gekommen sind. Wenn wir es wieder positiv ausdrücken, so wird darauf hingewiesen, welche Lebensqualitäten entwicklungsfähig sind. Ein solches Schreiben sollte aus drei Teilen bestehen:
Kopf: Welche Gedanken kommen mir in den Sinn über das bisherige Leid und den Konfliktpartner? Worüber ärgere ich mich eigentlich? Was bedeuten mir Angst und Unbehagen?
Bauch: Welche Möglichkeiten habe ich, das Problem zu lösen? Welche Entwicklungschance steckt in dieser Problemlösung? Wie kann ich das Symptom akzeptieren, aber mit ihm geduldig umgehen? (Das Signal als schützender Freund, um mich nicht weiter zu überfordern.)
Füße: Welche Ziele stehen hinter meinem Handeln? Was würde ich machen, wenn ich keine Probleme und Beschwerden mehr hätte? Wann werde ich mit Handeln beginnen? Der Brief sollte zwei bis drei Seiten umfassen und täglich drei- bis viermal in verschiedenen Ausdrucksformen vorgelesen werden.
Im Anhang befindet sich ein Beispiel dafür.

Colitis mucosa-ulzerosa (Colitis ulcerativa):
Chronische, meist in Schüben verlaufende Entzündung der Dickdarmschleimhaut, die sich vom Rektum ausgehend kontinuierlich nach proximal ausdehnt. Ätiologie unklar, vermutlich Autoimmunkrankheit, familiär gehäuft auftretend.
PPT: Wenn ein Patient auf Belastungen und Konlikte mit C. reagiert.
Sprachbilder: ›Schiss haben‹, ›einen Anschiss bekommen‹, ›etwas laufen lassen‹. Patienten versuchen häufig dem konfliktbesetzten Kontakt auszuweichen. Besonders auffallend ist ihr Umgang mit Zeit, Geduld, Vertrauen, Kontakt und Liebe, sowie die sekundären Aktualfähigkeiten Genauigkeit, Ordnung, Sauberkeit und Sparsamkeit.
Hilfreiche Orientierung ist die Anwendung der drei Interaktionsstadien Verbundenheit, Differenzierung und Ablösung* im Alltagsleben.
Diesem Krankheitsbild ist im Buch PSS ein eigenes Kapitel gewidmet.

Depression (Depression):
Im weiteren Sinne allgemeine Bezeichnung für eine verbreitete Form der psychischen Störung mit trauriger Stimmung, gedrückter pessimistischer Stimmungslage, Niedergeschlagenheit, Verzagtheit, Antriebsminderung, leichter Ermüdbarkeit, evtl. Angst bis zu Suizidgefahr.
Die Ursachen sind verschieden: Schwierige persönliche Situation, Hirnaderverkalkung, Hirntrauma, Beginn einer Schizophrenie, progressive Paralyse, etc. Im engeren Sinne Bezeichnung für endogene Depression.
PPT: Die Fähigkeit, mit tiefer Emotionalität auf Konflikte zu reagieren.
Ausbaufähig: Beziehung zum Du, zum Wir, zum Ur-Wir, Zeit, Zutrauen und Hoffnung.
Diesem Krankheitsbild ist im Buch PSS ein eigenes Kapitel gewidmet.
S. a. Peseschkian und Boessmann: Angst und Depression im Alltag.

Deutung (Interpretation):
In der Psychoanalyse: Die Erklärungen und Deutungen, die ein Psychoanalytiker seinem Patienten über dessen neurotische Verhaltensweisen und Manifestationen oder über seine latenten Trauminhalte gibt. Ziel der Interpretation ist es, den Patienten zur Einsicht zu befähigen und eine Integration seiner Persönlichkeit zu ermöglichen. Interpretation ist hierbei eine der wichtigsten Techniken.

In der PPT sind eindeutige analytische Elemente enthalten vor allem auf der zweiten Stufe, der Inventarisierung, die den Grundkonflikt berücksichtigt, und auf der vierten Stufe, der Verbalisierung, die auch technisch die freie Assoziation und die interpretierende Deutung durch den Therapeuten erlaubt.

Diabetes mellitus (Diabetes mellitus):
Zuckerkrankheit. Häufigste endokrine Störung; Krankheitsbegriff für verschiedene Formen der Glukosestoffwechselstörung unterschiedlicher Ätiologie und Symptomatik.
Gemeinsames Kennzeichen: relativer oder absoluter Mangel an Insulin.
PPT: ›Nach Liebe hungern‹, ›Liebeshunger haben‹, ›Durchfall der Liebe‹, ›wer nicht genießen kann wird ungenießbar‹.
Diesem Krankheitsbild ist im Buch PSS ein eigenes Kapitel gewidmet.
S. a. Peseschkian: ›Mit Diabetes komm' ich klar‹

Differenzierung (Differentiation):
D. heißt Unterscheidung und ist eine menschliche Fähigkeit, die sich körperlich, psychisch sowie sozial gestaltet. Der Mensch entwickelt sich, indem er sich zunächst körperlich differenziert. Gleich nach der Geburt beginnt die weitere körperliche D. Es eröffnet sich jedoch in auffälliger Weise eine zusätzliche Entwicklungsdimension. Sie bezieht sich auf das Erleben, die Erlebnisverarbeitung und das Verhalten. Einerseits kommen hier, durchaus im körperlichen Sinne, Organe oder Koordinationseinrichtungen – wie das Nervensystem – zur Funktionsreife. Andererseits entwickeln sich die damit vorgegebenen Fähigkeiten in fortwährender Wechselwirkung mit der Umwelt. Während in der vorgeburtlichen Zeit biologisch-körperliche Faktoren bestimmend sind, geraten nun soziale Beziehungen in den Vordergrund. Dementsprechend nehmen psychische und psychosoziale D. ihren herausragenden Platz ein. Neben der angedeuteten körperlichen Entwicklung bestehen zwei grundsätzliche Differenzierungsmöglichkeiten im psychosozialen Bereich: die emotionale D. und die D. des Wahrnehmens, Wissens und der Leistungsfähigkeit.

Differenzierungsanalyse (Differentiation Analysis):
Die DA ist der Grundstock der PPT. Dieser neue Ansatz in der Psychotherapie verfolgt mehrere grundsätzliche Ziele: Sie geht nicht nur auf einzelne, zufällige, bzw. dem Therapeuten im Moment wichtig erscheinende Aspekte der Konfliktentstehung ein, sondern versucht, den

Patienten möglichst umfassend zu begreifen. Im Sinne dieses Konzeptes enthält die DA eine Vielzahl von Verfahren, Techniken und methodischen Hilfsmitteln, mit deren Hilfe die vielfältigen Erscheinungsformen von Störungen und die Einzigartigkeit der Patienten erfasst und anschaulich gemacht werden können. (Diese sind: Die 4 Bereiche der Konfliktverarbeitung* und das Balance-Modell*, das DAI*, der Ist-Wert – Soll-Wert* und die 4 Vorbilddimensionen*.) Die Begriffe der DA, vor allem die Aktualfähigkeiten als Beschreibungskategorien menschlichen Verhaltens und Erlebens, sind weder schicht- noch kulturspezifisch. Sie stellen eine Kommunikationsbasis dar, mit deren Hilfe evtl. auftretende Sprachbarrieren überwunden werden können. Die DA ist folglich nicht nur eine Psychotherapie für die »Mittelschicht«, sondern eignet sich auch für Patienten, die bislang weitgehend von der Psychotherapie ausgeschlossen waren.

Differenzierungsanalytisches Inventar (DAI) (Differentiation-Analytic Inventory):

Das Inventar bezeichnet die Zusammenstellung der sekundären und primären Aktualfähigkeiten. Es hat die Funktion eines Tests und besteht aus 4 Spalten: In Spalte 1 sind die Aktualfähigkeiten aufgelistet; in Spalte 2 trägt der Klient ein, welche Bedeutung jede Aktualfähigkeit für ihn, in Spalte 3 nach seiner eigenen Einschätzung für seinen (Konflikt-)Partner hat. Indem der Klient die Aktualfähigkeiten mit +,++ oder +++ bzw. –, ––, oder ––– oder + – nach seiner subjektiven Einschätzung bewertet, bewertet er, ob die Aktualfähigkeit für ihn eine leichte bzw. intensive, aktive oder passive oder ambivalente Rolle in seinem Alltagserleben spielt. In Spalte 4 trägt man unter ›Spontanaussagen‹ Mitteilungen aus seiner Lebensgeschichte ein, die prägend für die jeweiligen Bereiche sind. Z.B. »Ordnung besaß in unserer Familie Priorität«. Das DAI vermittelt dem Therapeuten im anschließenden Erstinterview eine Übersicht über die Belastbarkeit des Patienten und seine aktuellen Belastungen, und besitzt somit diagnostische Funktion. Darüber hinaus verdeutlicht es dem Klienten und seinem (Konflikt-)Partner, welche Gemeinsamkeiten sie in den jeweiligen Aktualfähigkeiten haben und welche Unterschiede bestehen – dies bringt sowohl ähnliche als auch unterschiedliche Einstellungen zutage. Beide Aspekte geben Anhaltspunkte für therapeutische Interventionen* und für die Gestaltung des Therapieplans*.

S. a. Anhang

Doppelbindungstyp (Double Bind Type):
Primäre und sekundäre Fähigkeiten werden unterschiedlich betont. Die Art, wie dieser Typ Beziehungen zu seiner Realität aufnimmt, ist fließend. Die Fixierungen sind weniger dauerhaft und wechseln einander ab. Dieser Dynamik entspricht ein Zustand innerer Spannung, der oft unerträglich wird. Die Patienten fluktuieren zwischen Verbundenheit und Ablösung. Infantile Erwartungshaltung und der Wunsch nach Freiheit lösen einander ab und induzieren zunehmend Schuldgefühle. Dem entspricht ein stetes Wechselspiel von Bedürfnissen, wie nach Ehrlichkeit als Durchsetzung eigener Interessen und Höflichkeit als Aggressionshemmung.
Ich kann alles allein, hilf mir doch.
Ich will, aber ich will nicht.
Wenn du mir hilfst, ist es mir unangenehm, wenn du mir jedoch nicht hilfst, ist es mir auch nicht recht.

Hamlet-Typ	Indifferenz-Typ	Sexueller Entlastungstyp	Fähnchen-Typ	Entlastungstyp

Formen des Doppelbindungstyps

Folgende psychische und psychosomatische Beschwerden können bei diesem Typ vorkommen: Unentschlossenheit; sich nicht ausstehen können; sich ungerecht verhalten, Reizbarkeit; mit sich nicht zurechtkommen; überhöhte Stimmungslage, abwechselnd mit Depressionen; sich gehemmt fühlen; Tagesschwankungen in der Stimmung; fehlende bis wechselnde Aufmerksamkeit; tausend Dinge auf einmal tun; Dinge sagen oder tun, die später bereut werden; ziellos hin und her fahren.
Beklemmungsgefühl; Atemnot; Gefühl, der Herzschlag setzt aus; kribblige Gefühle in Armen und Beinen; Erschöpfungsgefühle, abwechselnd mit Überaktivität; auffällige Affektschwankungen, Verdauungsstörungen, Schwindelgefühle, unregelmäßige Periode; rheumatische Beschwerden.

Echtheit–Kongruenz (Genuineness–congruence):
GPT: Ein Verhaltensmerkmal des Psychotherapeuten, das den konstruktiven psychotherapeutischen Prozess und das Therapieergebnis positiv beeinflusst: Der Therapeut zeigt sich, wie er ist; er verhält sich ursprünglich und zeigt gegenüber dem Patienten weder Front noch Fassade.
PPT: Die Ausprägung der Aktualfähigkeiten »Höflichkeit–Ehrlichkeit«

im Therapeutenverhalten: Der Therapeut reagiert offen auf das Verhalten des Patienten, jedoch auf eine Weise, die für diesen erträglich ist. Darüber hinaus stellen »Höflichkeit–Ehrlichkeit« auf Seiten des Patienten zentrale Inhalte innerhalb der Stufe der Verbalisierung dar.

Ehrlichkeit / Offenheit (Honesty / Candor):
Definition und Entwicklung: Die Fähigkeit, offen eigene Meinungen zu äußern, seine Bedürfnisse oder Interessen mitzuteilen. Wahrhaftigkeit und Redlichkeit zählen zur E. E. in einer partnerschaftlichen Beziehung gilt als Treue, in der sozialen Kommunikation als Offenheit und Aufrichtigkeit. Ein Kind, das gerade zu sprechen beginnt, kann noch nicht klar zwischen Vorstellung und Wirklichkeit unterscheiden. Versteht der Erwachsene dies nicht und straft es Lügen, kann dies später zu Unehrlichkeit führen.
Synonyme: ›Frank und frei von der Leber weg‹; ›kein Blatt vor den Mund nehmen‹; ›reinen Wein einschenken‹; ›reden, wie einem der Schnabel gewachsen ist‹; ›alles herunterschlucken‹; ›mit seiner Meinung nicht hinter dem Berg halten‹.
Störungen: Schimpfen, üble Nachrede, Über- und Untertreiben, Geltungsdrang, Ichhaftigkeit, zwischenmenschliche Konflikte, Aggressionen, Schweißausbrüche, Bluthochdruck, Kopfschmerzen.
Verhaltensregulative: Das sagen, was man für richtig hält, aber so, dass es das Gegenüber nicht verletzt. Manche Menschen nehmen O. zunächst übel, sind später dafür jedoch dankbar. Auch wenn es einem vielleicht nicht schwerfällt, in einer Partnerschaft ehrlich zu sein, ist es im Beruf, wenn es um Geld geht, nicht mehr so leicht. Man wendet zumeist nicht in allen Lebensbereichen die gleichen Maßstäbe an.

Eifersuchtswahn (Jealousy mania):
Wahnhafte Überzeugung, vom Geschlechtspartner betrogen zu werden. Harmloseste Ereignisse werden als ›Beweise‹ hierfür gedeutet, der Partner ständig unter Kontrolle gestellt und ständig zu einem Geständnis genötigt. E. kommt auch unter Alkoholeinfluss vor.
PPT: Positive Beziehung zum Ich, zum Partner und zur Treue, ausgeprägte Phantasie.
Ausbaufähig: Beziehung zum Wir, Zeit, Vertrauen, Zutrauen, Hoffnung und Kontakt.

Einheit (Unity):
Definition und Entwicklung: Die Fähigkeit, die Ausprägungen der Aktualfähigkeiten, die Grundfähigkeiten, die Wertsysteme und Erlebnisse zu integrieren. Dieser psychischen E. ist die E. der Persönlichkeit zur Seite zu stellen, welche die Fähigkeit meint, die Funktionen, Eigenschaften und Bedürfnisse des Körpers, der Umwelt und der Zeit als E. zu integrieren. Übergeordnet ist dem die »universelle E.«, die die Fähigkeit meint, mit anderen Menschen, Gruppen, Lebewesen, Dingen und Kräften in Beziehung zu treten und bestehende Zusammenhänge zu begreifen. Die Einheit der Persönlichkeit, die auch die Selbstwahrnehmung umfasst, hängt von der Entwicklung der Aktual- und Grundfähigkeiten und der Erfahrung hiermit ab.
Synonyme: Zusammenarbeit, Integration, Identität, Einigkeit, Zusammenhänge, System, universal, Einförmigkeit, Totalität, Synthese, Struktur, Polarität.
Störungen: Einheitsverlust, Desintegration, Ich-Störung, Depersonalisation, Einseitigkeiten, hypochondrische Beobachtung des Körpers, Beruf als Lebensspiel, Flucht in die Phantasie, in die Zukunft, Vorurteile, Identitätskrisen, Totalitarismus, Götzendienerei (Idolatrie), Uniformität, Sektierertum, Eklektizismus.
Verhaltensregulative: Alles, was wir tun, hängt mit allem anderen zusammen, was uns umgibt, auch wenn wir dies nicht wahrnehmen. Therapie ist nicht nur Beseitigung einer Störung, sondern Wiederherstellung der Einheit. Eine Krankheit, ein Leid, eine Krise ist keine universelle Störung, sondern eine Störung einzelner Bereiche. Lerne zu unterscheiden zwischen Störungen und Fähigkeiten!

Einzeltherapie (Single therapy):
Einzelbehandlung, in der sich Therapeut und Patient gegenüber sitzen. Hier kommt die direkte Therapeut-Klient-Interaktion bzw. Übertragung und Gegenübertragung besonders zum Ausdruck. Wann Einzeltherapie, wann Gruppentherapie angewandt werden soll und in welchem Fall eine kombinierte Therapie in Frage kommt, muss von Fall zu Fall entschieden werden. Bei letzterer, bei der sowohl Einzel- als auch Gruppenbehandlungen eingesetzt werden, hat sich eine Gewichtung zugunsten *einer* Behandlungsart bewährt.
S. a. Gruppenpsychotherapie*

Ejaculatio praecox (Premature ejaculation):
Unkontrollierter, vorzeitiger Samenerguß; eine der häufigsten Störungen der männlichen Sexualität, meist Folge ängstlicher Erwartungshaltung und neurotischer Konflikte.
PPT: ›Schnell zum Ziel kommen‹, Positive Beziehung zum Du, betonte Ausprägung von Fleiß/Leistung, Zeit, Höflichkeit.
Ausbaufähig: Offenheit, Zeit, Geduld, Pünktlichkeit, Vertrauen, körperliches Selbstbild, Gerechtigkeit und Vorbild.

Ejaculatio retardata (Ejaculatio retardata):
Verzögerung des Samenergusses beim Sexualverkehr. Oft Teilerscheinung bei Angstneurose. Gelegentlich Folge von Medikamenteneinnahme: Schlafmittel, Antihypertonika, etc.
PPT: Positive Beziehung zum Du, betonte Ausprägung von Fleiß/Leistung, Zeit, Höflichkeit.
Ausbaufähig: Offenheit, Zeit, Geduld, Pünktlichkeit, Vertrauen, körperliches Selbstbild, Gerechtigkeit und Vorbild.

Entspannungstherapie und -training (Relaxation training):
Auflösung intrapsychischer Spannungen und körperlicher Verkrampfungen. Die Verfahren zählen zur sog. Kleinen Psychotherapie, besitzen jedoch große praktische Bedeutung. Angewandt werden vor allem Entspannungsübungen des Autogenen Trainings sowie andere aktiv und passiv autosuggestive und entspannende Übungen (Jacobson's Training).
In der PPT hat sich eine modifizierte Form des autosuggestiven Entspannungstrainings bewährt, bei der die ursprünglich getrennten Stufen Ruhe, Schwere, Wärme des Autogenen Trainings zusammengefasst sind.
Zur Unterstützung der suggestiven Wirkung können einzelne Sätze (langsam und betont) wiederholt werden. Das Psychoserum* wird nicht nur in der Psychotherapie angewandt – in der der Patient allerdings zunächst einmal das Jacobson-Training oder das Autogene Training sowie die Anwendung des Psychoserums lernt –, sondern der Patient bedient sich seiner auch in der Zeit zwischen den therapeutischen Sitzungen.
(Vgl. Peseschkian, Positive Psychotherapie S. 307, 308.)

Entwicklung (Development):
Das Prinzip der E. meint, dass alle menschlichen Fähigkeiten fortwährender Wandlung unterliegen und sich im Laufe des Lebens eines Menschen entfalten. Dieses Prinzip wird dann zu einem Missverständnis*, wenn

Verzerrungen in der Dimension der Zeit zu einer Über- oder Unterforderung führen. In den zwischenmenschlichen Beziehungen entspricht das Prinzip der E. dem Stadium der Verbundenheit*. Entwicklungsgeschichtlich bedeutet dies: Ein Kind ist zunächst auf seine Eltern angewiesen. Es benötigt deren Zuwendung, die sich in Vorbild, Geduld und Zeit realisiert. Die Eltern fühlen sich ihrerseits durch Liebe und Verantwortung dem Kind verbunden.
In diesem Stadium nimmt das Kind eine vorwiegend passive Haltung ein. Bei der Befriedigung seiner körperlich-seelischen Bedürfnisse (Mittel der Sinne) ist es auf Bezugspersonen, meist ist dies die Mutter, angewiesen. Diese befriedigt die Bedürfnisse des Kindes und lenkt seine ersten, tastenden Erkenntnisfunktionen, entsprechend bestimmten erlernten und für richtig gehaltenen Verhaltensmustern. Das geschieht durch den Fütterungsrhythmus, die Reinlichkeitserziehung sowie durch Art und Intensität der emotionalen Zuwendung. So trifft das Kind mit seinen noch undifferenzierten Fähigkeiten und einer primär passiven Haltung auf bestimmte Ausprägungen und Muster von Aktualfähigkeiten, auf die es seinerseits nun zu reagieren hat. In Konfrontation mit ihnen erlernt es seine eigenen Verhaltensweisen.
Die gleiche Struktur, die sich bereits hier in der frühen Kindheit abzeichnet, findet sich in den zwischenmenschlichen Beziehungen, im Erleben und in den subjektiven Erwartungen das ganze Leben hindurch.

Erkenntnisfähigkeit (Capacity to know):
Die Fähigkeit zu lernen und zu lehren. Jeder Mensch versucht Zusammenhänge zu erkennen. Er interessiert sich dafür, wie Dinge funktionieren, was er eigentlich ist, woher er gekommen ist, wohin er gehen wird. Erzieherisch ist die E. auf die Wissensvermittlung angewiesen. Die Fähigkeiten zu lernen und zu lehren ergänzen sich. Kommt ein Missverhältnis zwischen Lernen und Lehren zustande, ist dies eine besondere Konfliktquelle: So kommt es zu einer Störung in der Partnerschaft und in den Beziehungen zwischen den Generationen. Aus der E. entwickeln sich die sekundären Fähigkeiten*.

Erkenntnisfähigkeit, Medien der (Capacity to know, media of):
Wir unterscheiden vier Medien des Erkennens. Sie sind in jedem Menschen grundgelegt als Fähigkeiten, deren Art und Grad der Entfaltung umweltbedingt sind:
– Mittel der Sinne
– Mittel des Verstandes

– Mittel der Tradition
– Mittel der Phantasie

Die Funktion aller vier Medien wird – mehr oder weniger – vom *Unbewussten* mitgesteuert.

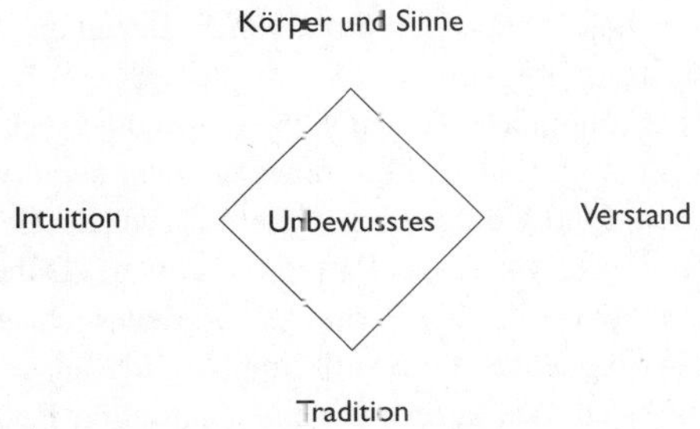

Die 4 Medien der Erkenntnisfähigkeit

Die Medien der E. sind Kriterien oder Maßstäbe der Urteilsbildung, die zusammen erst die Erfahrungsmöglichkeiten des Menschen ausschöpfen. Sie haben sich im Laufe der Entwicklung differenziert und bestimmen, in welcher Weise ein Mensch sich selbst und seine Umwelt wahrnimmt. Damit ist nicht zuletzt die Frage der Realität angesprochen. Je nach dem, über welche Erkenntnismittel ein Individuum verfügt, wird es auch seine Umwelt sehen. Die Medien sind ihrerseits Fähigkeiten, die durch den Einfluss der Umgebung unterstützt, gehemmt bzw. einseitig entwickelt werden können. Dies geschieht in einem dynamischen Austausch mit den Aktualfähigkeiten, die Kriterien und Bewertungsansätze liefern. Dies hat wiederum Einfluss auf die Bevorzugung einzelner Muster von Aktualfähigkeiten.

Synonyme: Die 4 Erlebnisbereiche, 4 Bereiche der Konfliktverarbeitung.

S. a. Fähigkeiten*, vier Bereiche der Konfliktverarbeitung*

Ermutigung, situative (Encouragement, situational):

Die 3. Stufe der Positiven Behandlungsstrategie.

Um ein Vertrauensverhältnis aufzubauen, lernt der Patient zunächst in der Therapiesitzung, eigene positiv ausgeprägte Eigenschaften zu schätzen, nachdem der Therapeut sie positiv umgedeutet hat. Ähnliches soll der Patient bei seinem (Konflikt-)Partner, in seiner Familie anwenden; d.h.

ausgewählte problembeladene Aktualfähigkeiten seines Partners zu verstärken und auf die damit korrespondierenden eigenen kritisch ausgeprägten Eigenschaften zu achten. Das heißt auch: Auf der Stufe der situativen Ermutigung wird der Patient unmittelbar als ›*Therapeut seiner Umgebung*‹, speziell seines Konfliktpartners, eingesetzt. Das Vorgehen ist somit patientenzentriert. Die Inhalte der situativen E. beziehen sich sowohl auf Aktual- wie auf Grundfähigkeiten.
Das aktuelle Fähigkeitenpaar: Es hat sich als ungünstig erwiesen, gleichzeitig auf alle als extrem beurteilten, positiven wie negativen Verhaltensweisen einzugehen. Durch eine solche Methode würde die Bezugsperson unsicher und der Lerneffekt beim Partner erschwert. Daher empfiehlt es sich bei einer situativen E. des Partners, aus den sechs Extrembeurteilungen seines DAI das Paar von positiv und negativ ausgeprägten Fähigkeiten herauszugreifen, das aufgrund seiner aktuellen Bedeutung als am wichtigsten erscheint.
Im Gegensatz zur Verhaltenstherapie liegt hierbei der Schwerpunkt nicht auf der Löschung des kritischen Verhaltens, sondern vielmehr auf der Änderung eingefahrener Kommunikationsmuster, der Förderung des Vertrauens zwischen den Partnern und der Einstellungsänderung auf Seiten des Patienten. Als Leitsatz gilt: Das Positive wird sofort und unmittelbar bestätigt; über das Negative wird in diesem Abschnitt nicht gesprochen (stattdessen wird es aufgeschrieben und in der nächsten Therapiesitzung mit dem Therapeuten aufgearbeitet). In ähnlicher Weise können nacheinander andere Fähigkeiten thematisiert und durchgearbeitet werden.
Vgl. *Positive Psychotherapie* (PPT), S. 299 ff.

Erregbarkeit (Irritability):
Reaktion auf äußere Reize – oftmals in unverhältnismäßiger Weise.
PPT: Die Fähigkeit, auf bestimmte Aktualfähigkeiten spontan motorisch oder emotional negativ, gereizt oder aggressiv zu reagieren.
Ausbaufähig: Herausfinden, auf welche Aktualfähigkeiten sich die Erregbarkeit bezieht: Offenheit, Vertrauen, Zutrauen, Pünktlichkeit, Sparsamkeit, Geduld, Zeit?

Erstinterview (First interview):
Es ist die erste Begegnung zwischen Psychotherapeut und Patient, es ist zeitlich begrenzt und dient der teils freien, teils gesteuerten Darstellung des Patienten über seine Klagen und Beschwerden, der Erhebung von Daten für Gutachten und wissenschaftliche Zwecke. Es kann Grundlage für

eine nachfolgende Beratung sein, Entscheidungshilfe darüber geben, ob der Patient therapiebedürftig, -fähig und -motiviert ist, ob der Therapeut sich für diese Krankheitsbilder kompetent fühlt (z.B. bei Partner- und Sexualkonflikten, bei Trauerarbeit sowie bei Patienten aus anderen Kulturenkreisen) und nicht, welche Psychotherapie seinen Bedürfnissen am ehesten entspricht. Das E. beinhaltet bereits therapeutische Elemente, die jedoch erst in der folgenden Psychotherapie oder Beratung systematisch weiter verfolgt werden. Die Anamnese kann sich auch über mehrere Sitzungen erstrecken, die »probatorischen Sitzungen«. Auch das E. folgt der Einteilung der drei Interaktionsstadien Verbundenheit, Unterscheidung und Ablösung*.
Vgl. PPT, S. 235.

Erziehung (Education/upbringing):
Im Verlauf der Entwicklung kommen die Fähigkeiten eines Menschen entsprechend seiner jeweiligen Entwicklungsstufe zur Entfaltung, vorausgesetzt, seine Bedürfnisse werden entwicklungsgemäß befriedigt. E., sowie die Beziehungsgestaltung in Partnerschaft und Psychotherapie stehen vor dem Problem: Entweder gibt man zuwenig, oder man gibt zuviel auf einmal. Was zuviel oder zuwenig ist, misst sich am Stand der Entwicklung. Jeder Mensch benötigt Zeit für seine Entwicklung: für seine körperliche Entwicklung, seine seelische Differenzierung sowie Entfaltung im Zusammenleben. Umgekehrt soll er den anderen Menschen Zeit gewähren. Eine Vielzahl von Störungen in Erziehung und Partnerschaft können auf unzeitgemäße Rollenübernahme und Rollenerwartung zurückgeführt werden. Überforderung, Unterforderung und Inkonsequenz sind zentrale Ursachen für Erziehungsschwierigkeiten.
Konflikte sind Überforderung; Unterforderung; Ungeduld; Schwanken zwischen Wunsch und Angst; überhöhte Erwartungen; Enttäuschungen; Resignation; emotionale Abhängigkeit; Streben nach Autonomie; Ablösungsproblematik.
S.a. Missverständnisse* in der E. als Auslöser von psychischen, psychosomatischen und psychosozialen Störungen, sowie auf den späteren Glauben* und das Menschenbild* einer Person.

Es, das in PA und PPT (The Id):
Nach S. Freud zweite Theorie des psychischen Apparates einer der drei Bereiche des Seelischen. Sie stellt den unteren, triebhaften Pol der Psyche dar, dessen Inhalte jedoch unbewusst bleiben. Sie sind teils archaischer,

teils individueller Natur und werden beherrscht von Triebregungen und Wunschtendenzen, die zunächst ohne Realisierungsmöglichkeiten auftreten, sodass Konflikte mit dem Ich und dem Überich entstehen. Die psychischen Vorgänge im Es werden beherrscht von den Primärvorgängen. Freud übernahm den Begriff von Groddeck (»Das Buch vom Es«, 1923).
Das Es der Psychoanalyse erscheint innerhalb der PPT in den Kategorien *Körper* und *Mittel der Sinne*, wobei hier nicht nur der triebdynamische Gesichtspunkt berücksichtigt wird, sondern auch die körperlichen Funktionen und der Körper als organische Grundlage des Verhaltens.

Exhibitionismus (Exhibitionism):
Das meist zwanghafte Zurschaustellen der Geschlechtsorgane vor fremden Personen ohne deren Einverständnis, mit dem Ziel eigenen sexuellen Lustgewinns.
PPT: Positive Beziehung zum eigenen Körper, eine Form, Kontakt aufzunehmen.
Ausbaufähig: Wann, wo und wem gegenüber der eigene Körper oder Geschlechtsteile gezeigt werden; Höflichkeit; Entblößen allein führt nicht zu Konflikten – erst die Örtlichkeiten und weiteren Umstände führen zu Konflikten.

Existenzanalyse (Existential analysis):
Form der Psychotherapie nach Viktor Frankl*, bei der durch Betrachtung und Analyse der persönlichen Biographie des Patienten die individuelle Sinngebung erarbeitet wird.
PPT: Mit der Sinnfrage greift V. Frankl einen Aspekt aus der Zeitdimension heraus, die Zukunft. Sinn ist nicht etwas Allgemeines, sondern in der psychosozialen Realität des Menschen an verschiedene inhaltliche Aspekte gebunden. So kann der Sinn des Lebens in Frage gestellt werden, wenn Misserfolge, Ungerechtigkeiten oder materielle Verluste erlebt werden. Die PPT fragt daher: Auf welche Lebensbereiche und Aktualfähigkeiten richten sich Sinn, Treue, Leistung, Reichtum, Glaube, Religion/Weltanschauung, Sex, Sexualität, Liebe?

Existenzangst (Existential anxiety):
Angst vor dem völligen Zerfall der eigenen Existenz, d. h. vor dem *Nichts*.
PPT: Betonte Orientierung an der Zukunft, bevorzugte Aktualfähigkeiten: Hoffnung, Glaube, Zweifel; Fragen der Sparsamkeit, Fleiß/Leistung, Gerechtigkeit etc. spielen hinein.

Ausbaufähig: differenziertes Verhältnis zur Zukunft, (Ur-Wir), aber auch zum Du, Wir; Operationalisierung der beteiligten sekundären Fähigkeiten.

Extraversion in Verhaltenstherapie (Extraversion in Behavior Therapy):

Extraversion-Introversion beschreibt nach Eysenck neben dem Neurotizismus eine wesentliche Dimension der Persönlichkeit. Der typisch Extravertierte ist sozial aufgeschlossen, liebt Geselligkeit, hat viele Freunde etc. Der typisch Introvertierte ist ruhig, zieht sich zurück, neigt zu Selbstbeobachtung, er zieht Bücher den Menschen vor.

PPT: Im Umfeld des extravertierten Typs finden wir eine verstärkte Bewertung des Wir und der Ehrlichkeit. Der Introvertierte scheint dagegen mehr die Bereiche Fleiß/Leistung zu betonen, die Beziehung zu einem sachlichen Du und Höflichkeit.

Fähigkeiten (Capacities):

Aus den Grundfähigkeiten* differenzieren sich im Verlaufe der individuellen Lebensgeschichte die Ausprägungen der Aktualfähigkeiten, die dann als persönliche und unverwechselbare Eigenschaften gelten. Trotz erfolgter Differenzierung in Aktualfähigkeiten haben wir so vielfältige Entwicklungsmöglichkeiten, die in den Grundfähigkeiten ruhen.

Die Aktualfähigkeiten hängen von geschichtlichen, sozialen und individuellen Umständen ab. Erkenntnis- und Liebesfähigkeit gehören hingegen zum Wesen eines jeden Menschen. Dies bedeutet nichts anderes als: *Der Mensch ist seinem Wesen nach gut.* Das gilt unabhängig von der Hautfarbe eines Menschen, ist unabhängig von seiner sozialen Klasse und davon, ob er intelligent, extravertiert, introvertiert, schizothym, zyklothym oder delinquent ist. *Nicht nur der Gesunde hat Grundfähigkeiten, sondern auch der Kranke, dessen körperliche oder seelische Funktionen gestört sind.* Dies gilt selbst für psychisch Kranke, die unter starken Einschränkungen leiden. Bei ihnen verhält es sich ähnlich wie bei aphasisch Sprachgestörten, die wohl fähig sind, eine Sprache zu verstehen und auch sprachlich zu denken, bei denen jedoch die notwendigen Werkzeugfunktionen gestört sind und die deshalb von ihrer Sprachfähigkeit keinen Gebrauch machen können.

Auf psychisch Kranke läßt sich dieses Bild gut übertragen. Autisten, die nahezu jeden sozialen Kontakt vermeiden und eingeschlossen in sich leben, besitzen ebenso Liebes- und Erkenntnisfähigkeit wie Schizophrene oder sogenannte Psychopathen.

Fähigkeiten, primäre und sekundäre (Capacities, primary and secondary):

Die *primären Fähigkeiten* betreffen die Liebesfähigkeit*. Sie befinden sich vorwiegend im emotionalen Bereich und entwickeln sich, ebenso wie die sekundären F., vornehmlich in zwischenmenschlichen Beziehungen, wobei das Verhältnis zu den Bezugspersonen, vor allem zu Mutter und Vater, eine herausragende Rolle spielt. Die primären F. umfassen Kategorien wie Liebe (Emotionalität), Vorbild, Glaube, Geduld, Zeit, Kontakt, Sexualität, Vertrauen, Zutrauen, Hoffnung, Zweifel, Gewissheit, Einheit.

Die *sekundären Fähigkeiten* sind Ausdruck der Erkenntnisfähigkeit* und beruhen auf Wissensvermittlung. In ihnen spiegeln sich die Sozialisationsnormen des jeweiligen Umfelds eines Individuums wider. Zu ihnen gehören: Pünktlichkeit, Sauberkeit, Ordnung, Gehorsam, Höflichkeit, Ehrlichkeit, Treue, Gerechtigkeit, Fleiß/Leistung, Sparsamkeit, Zuverlässigkeit, Genauigkeit, Gewissenhaftigkeit. Die große affektive Resonanz bei Störungen der sekundären F. ist nur auf der Basis der emotionalen Beziehungen zu verstehen; Ausdruck hierfür sind die primären F.

Von primären F. sprechen wir, weil diese sich früher entwickeln als die sekundären. Der Begriff ›primär‹ zeigt den Ich-nahen, emotionalen Bereich an. Auf dieses Basisphänomen beziehen sich die sekundären F.

Auf der Grundlage der primären F. erfahren die sekundären ihre emotionale Resonanz. Erst durch einen relativen Mangel an Geduld beispielsweise können wir uns über Unpünktlichkeit ärgern. Das Ärgern selbst ist wiederum Ausdruck der Emotionalität.

S. a. Aktualfähigkeiten*

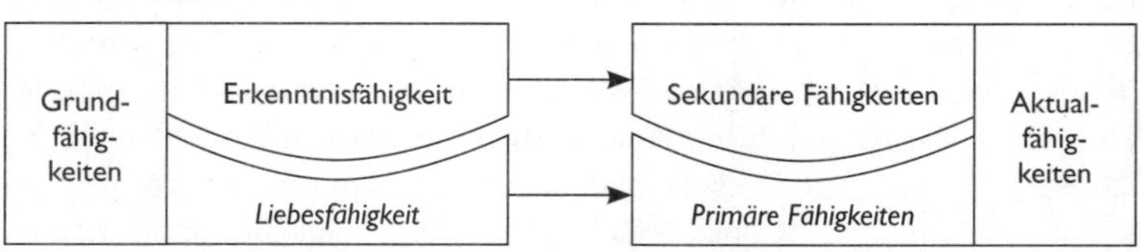

Darstellung der menschlichen Fähigkeiten

Faulenzen (Laziness):
PPT: Die Fähigkeit, Leistungsanforderungen aus dem Weg zu gehen.
Ausbaufähig: Zeit (wann und wo man faulenzt, in welchen Bereichen weigert man sich, und zu welchen Bereichen oder Personen fühlt man sich hingezogen?), Differenzierung und Bewusstwerdung der eigenen Fähigkeiten. Beziehung zum Du, Wir und zur Zukunft.

Fehlleistungen (Freudian slips):
Eine Absicht, etwas zu erinnern, zu tun, zu sagen, wird durch eine meist unbewusste Gegenabsicht gestört. Beispiel: »Es sind doch besondere Menschen, sie haben alle *Geiz* – ich wollte sagen *Geist*« (nach S. Freud).
PPT: Inhaltlich finden sich mehrere Ursachen für Fehlleistungen. Eine davon ist das Verhältnis von Höflichkeit zu Offenheit/Ehrlichkeit: das höfliche Konzept wird durch einen aggressiven, ehrlichen Impuls gestört.

Fetischismus (Fetishism):
Spezielles Sexualverhalten, bei dem bestimmte Objekte, Körperpartien außerhalb der Genitalsphäre, Gegenstände oder Materialien, die mit dem Liebesobjekt zusammenhängen bzw. dieses ersetzen, zur geschlechtlichen Erregung führen.
PPT: Positive Beziehung zum Ich, zum Du (Dinge), Betonung der Sexualität, Lernerfahrungen aus der Lebensgeschichte (individuelle und kollektive Tradition), Phantasie.
Ausbaufähig: Beziehungen zum partnerschaftlichen Du, Ehrlichkeit.

Fleiß/Leistung (Diligence/Achievement):
Definition und Entwicklung: Die Fähigkeit und Bereitschaft, anstrengende Tätigkeiten über längere Zeiträume hinweg auszuüben, um bestimmte Ziele zu erreichen. F. und L. ermöglichen gesellschaftlichen Erfolg, der mit Prestige und Ansehen honoriert wird. Das Spielen stellt in der Entwicklung eines Kindes eine Vorstufe für F. und L. dar; in der Schule wird F. eingefordert. Dies geht dann mit einem Verzicht auf andere, evtl. leichtere Triebbefriedigung einher. Es fällt daher um so leichter, fleißig zu sein, je mehr man selbst seine Beschäftigung als lohnend empfinden kann.
Synonyme: Aktiv sein, sich beschäftigen, schaffen, tätig sein, die Zeit ausnutzen.
Störungen: Flucht in die Arbeit, Strebertum, Leistungszwang, Stress, Überforderung, Zivilisationsmüdigkeit, Konkurrenzkampf, Neid, Aggressionen,

Ängste, Faulheit, Flucht in die Einsamkeit, Magenbeschwerden, Schlafstörungen, Kopfschmerzen, Alkoholismus und Drogenabhängigkeit.
Verhaltensregulative: Ein Mensch benötigt nicht nur eine Ausbildung; er benötigt auch eine emotionale Basis, um dieser Ausbildung gerecht zu werden. Dabei ist zu unterscheiden zwischen Bildung und Ausbildung. Wenn man sich im Beruf ärgert, muß man unterscheiden: Ärgert man sich tatsächlich über die berufliche Tätigkeit oder über unerfreuliche Begleitumstände (Ungerechtigkeit der Vorgesetzten, Rivalität der Kollegen etc.). Wenn ›Leistung‹ zum Konfliktherd wird, ist es nicht unbedingt das Ziel, die Leistung zu verringern, sondern die anderen Bereiche, wie den Kontakt oder die Beziehung zu sich selbst, zu fördern.
S. a. Balance-Modell*

Frankl, Viktor:
(1905–1997) Neurologe und Psychiater in Wien. Er begründete die Logotherapie*, bzw. Existenzanalyse* (»3. Wiener Schule der Psychotherapie«). Frankl beschäftigte sich mit Depressionen und Suizid bei Jugendlichen und selbstmordgefährdeten Frauen. In den Jahren 1942–1945 wurde er und seine Familie ins Konzentrationslager deportiert. Er selbst überlebte; fortan beschäftigte er sich mit der Sinnfrage und deren Bedeutung für die Entstehung von Krankheiten und Neurosen.

Freud, Sigmund:
(1856–1939) Nervenarzt und Psychiater in Wien. Seit 1938 als Emigrant in London. Begründer der Psychoanalyse*, die eine grundsätzliche Methode zur Behandlung von seelischen Störungen darstellt. Als bedeutendste Leistung gilt die Entdeckung des Unbewussten*. Die Theorien haben nach anfänglichen Anfeindungen, besonders wegen der Libido- und Sexualtheorien, weltweite Anerkennung gefunden.
S. a. Psychoanalyse*

Frigidität (Frigidity):
Weibliche Sexualstörung. Fehlen sexueller Erregung und Befriedigung bei der Kohabitation. Ursachen: falsche, unreife Einstellung zur Sexualität, mangelhafte Harmonie der Partner, uneingestandene Ablehnung des Partners, äußere Umstände, Angst vor Schwangerschaft und Krankheiten.
PPT: Die Fähigkeit, durch den Körper *nein* zu sagen.
Ausbaufähig: Beziehungen zum eigenen Körper, zum Du, Fähigkeit, auch verbal nein zu sagen, Höflichkeit, Ehrlichkeit, Sexualität, Kontakt.

Vgl. Peseschkian: »Der Körper sagt Nein, Sexualtherapie«.
Diesem Krankheitsbild ist im Buch PSS ein eigenes Kapitel gewidmet.

Geburtstrauma (Birth trauma):
Otto Rank benannte als Ursache der Neurose das Trauma der Geburt, das dazu führen könne, dass die nicht überwundene Urfixierung an die Mutter als Urverdrängung fortbesteht. Durch nachträgliche Aufarbeitung des Urtraumas hoffte Rank, die ganze Neurose zu beseitigen.

Geduld (Patience):
Definition und Entwicklung: Die Fähigkeit, sich selbst, einen Menschen, eine Situation so zu nehmen, wie er (sie) ist. G. ist gleichbedeutend mit der Fähigkeit warten zu können, die eigenen Wege des Partners trotz möglicher Zweifel oder Erwartungen zu dulden. Teilbefriedigungen aufzuschieben, und dem anderen Zeit zu lassen. Die Entwicklung der G. hängt vom jeweiligen Stellenwert der beteiligten Aktualfähigkeiten ab. Einen prinzipiell Ungeduldigen gibt es kaum, er ist vielleicht nur ungeduldig in bezug auf Pünktlichkeit, Ordnung, Sparsamkeit, Treue oder Fleiß/Leistung etc.
Synonyme: sich abfinden, in Kauf nehmen, aushalten, dulden, beherrschen, etwas ertragen, etwas hinnehmen, ruhig Blut bewahren, sich im Zaum behalten, gelassen bleiben.
Störungen: Ungeduld, Geduld aus Angst, Inkonsequenz, Überempfindlichkeit, überhöhte Erwartungen, Ehrgeiz, nicht zuhören können, Rücksichtslosigkeit, Arroganz, Kopfschmerzen, Schlafstörungen, innere Unruhe.
Verhaltensregulative: Ungeduld braucht man nicht in sich hineinzufressen. Man kann darüber sprechen oder aufschreiben, wodurch man selbst oder der Partner ungeduldig wurde, und mit ihm zu geeigneter Zeit darüber sprechen. Wenn ein Problem angesprochen wurde, sollte man dem Partner Zeit lassen, sich mit den Konzepten auseinanderzusetzen oder die eigenen Konzepte zu revidieren. Für ungeduldiges Verhalten kann man sich auch entschuldigen, anstatt die Schuldgefühle für sein Verhalten mit sich herumzutragen.

Gegenkonzept (Counter concept):
S. u. Alternativkonzept*

Gehorsam (Obedience):
Definition und Entwicklung: Die Fähigkeit, Bitten, Anordnungen, Befehlen einer Autorität zu befolgen. G. wird vor allem in den Bereichen Ordnung, Pünktlichkeit, Fleiß/Leistung etc. gefordert und geleistet. G. wird entweder durch Bestrafung bzw. Strafandrohung, durch Belohnung sowie durch das Vorbild der Bezugsperson entwickelt.
Synonyme: Befolgen, sich verleugnen, kuschen, klein beigeben.
Störungen: Autoritätsgläubigkeit, Autoritätskrise, Angst, Aggression, Trotz, Nägelkauen, Bettnässen, Anpassungsschwierigkeiten.
Verhaltensregulative: Schreien und Unhöflichkeit garantieren weder G. noch eine freundliche Atmosphäre. Motto: Man versuche es mit Höflichkeit. Wenn jemand weiß, warum er etwas tun soll, tut es sich leichter; auch der andere kann ja recht haben.

Gemeinschaftsgefühl (Feeling of community):
Gegensatz zum Überlegenheitsstreben, der Wunsch, sich mit anderen Menschen zu verbinden, Aufgaben in Zusammenarbeit mit anderen zu erfüllen und sich im sozialen Bereich für die Allgemeinheit nützlich zu machen (nach A. Adler, 1930).
PPT: Das G. betrifft die Aktualfähigkeit »Kontakt«. Sie wird modifiziert duch eine Reihe anderer Faktoren, wie die Wertschätzung von Sparsamkeit, Ordnung, Höflichkeit, usw. Kontakt umfasst dabei nicht allein das Verhältnis zu einem Gruppen-Wir, sondern auch die übrigen Beziehungen der Liebesfähigkeit, zum Ich, zum Du und zum Ur-Wir.

Generalisierung (Generalization):
Eine seelische Funktion, die uns die Umwelt erst erschließen hilft, besteht in der Fähigkeit, von einem Ereignis auf andere Ereignisse zu schließen und sich in ähnlichen Situationen stets gleich zu verhalten. Lernen und Beobachten der Umwelt setzen die Fähigkeit zu generalisieren voraus; ohne sie würden die einzelnen Wahrnehmungen und Erlebnisse in eine Unzahl zusammenhangloser Ereignisse zerfallen. Erst die G. ermöglicht, Wahrnehmungen zusammenzufassen, Oberbegriffe zu bilden und schließlich abstrakt zu denken. Doch in eben dieser Fähigkeit kann auch der Grund für Missverständnisse liegen: man neigt verallgemeinernd dazu, von einzelnen Erlebnissen auf Eigenschaften zu schließen, von einer Eigenschaft auf andere Eigenschaften, von Eigenschaften schließlich auf den ganzen Menschen. Typisch für Verallgemeinerung ist, dass man einen Bereich hervorhebt und für andere Bereiche blind wird; eine Einengung des Gesichtsfeldes kann entstehen.

Störungen und Konflikte: Verallgemeinerungen; Vorurteile; Ungerechtigkeit gegen sich und andere; Fixierungen; übertriebene Erwartungen; Überforderung; Enttäuschung, Verzweiflung; Angst; Aggression; soziale Isolierung.

Gerechtigkeit (Justice):
Definition und Entwicklung: Die Fähigkeit, bei sich selbst und anderen gegenüber Interessen abzuwägen. Als ungerecht empfindet man dabei eine Behandlung, die von persönlicher Zu- oder Abneigung oder Parteinahme statt von sachlichen Überlegungen diktiert wird. Gesellschaftlicher Aspekt dieser Aktualfähigkeit ist soziale G. Jeder Mensch verfügt über einen Gerechtigkeitssinn. Die Art, wie Bezugspersonen ein Kind behandeln, wie gerecht sie zu ihm, zu seinen Geschwistern und zueinander sind, prägt das individuelle Gerechtigkeitsempfinden.
Synonyme: Loyalität, Fairness, Redlichkeit, Vorurteilsfreiheit.
Störungen: ›Gerechtigkeitstic‹, Selbstgerechtigkeit, Überempfindlichkeit, Rivalität, Machtkampf, Gefühl der Schwäche, Ungerechtigkeit, Vergeltungssucht, individuelle und kollektive Aggression, Depressionen.
Verhaltensregulative: Gerechtigkeit ohne Liebe sieht nur die Leistung und den Vergleich; Liebe ohne Gerechtigkeit verliert die Kontrolle über die Wirklichkeit. Lerne zu vereinigen: Gerechtigkeit und Liebe. Zwei Menschen gleich zu behandeln heißt, einen von ihnen ungerecht behandeln.

Geschichten, Funktionen der (Stories as media in psychotherapy):
G. sind literarische Texte, die von Handlungen und zwischenmenschlichen Interaktionen berichten. Eine G. schildert bestimmte Alltagsituationen, die, wenn sie an richtiger Stelle der Therapie erzählt wird, zum Vergleich anregt und Assoziationen auslöst. G. sollen dazu beitragen, altgewohnte Situationen mit neuen Augen zu sehen. Sie können einen quasi-experimentellen Standortwechsel herbeiführen, der dabei hilft, das wiederzuerkennen, wofür man möglicherweise blind geworden ist. Das Besondere an orientalischen G. ist deren Kürze und die einzelnen Konfliktinhalte, was die Vergleichsmöglichkeiten vereinfacht und die Wirkung verstärkt und nachhaltig werden lässt (Depotwirkung).
Geschichten haben verschiedene Funktionen: 1. Spiegelfunktion, 2. Modellfunktion, 3. Mediatorfunktion, 4. Depotwirkung, 5. Traditionsträger, 6. Transkulturelle Vermittler, 7. Regressionshilfen, 8. Gegenkonzepte, 9. Standortwechsel.
S. a. Peseschkian »Der Kaufmann und der Papagei«

Geschwisterrivalität (Siblings rivalry):
Eifersüchtig gespanntes Verhältnis unter Geschwistern.
PPT: Die Möglichkeit, partnerschaftliche Umgangsformen zu lernen und eigene Interessen durchzusetzen.
Ausbaufähig: Gerechtigkeit und Liebe, Einzigartigkeit, Kontakt, Höflichkeit, Ehrlichkeit.

Gesprächspsychotherapie (Conversations therapy):
(Nach Rogers und Tausch) Auch: Client-centered Psychotherapy und Nondirective Psychotherapy.
GPT versteht sich selbst als ein emotionales, permissives, sicheres, aber begrenztes soziales Beziehungsverhältnis, innerhalb dessen Therapeut und Patient das affektive Verhalten des Patienten diskutieren, einschließlich der Wege, die aus der Krise herausführen können (Shoben, 1953). Nach Tausch (1974) ist sie insbesondere für Personen geeignet, deren Selbstwertkonzept beeinträchtigt ist.
Der Psychotherapeut handelt wie folgt: Verbalisierung der vom Klienten geäußerten emotionalen Erlebnisinhalte; Wertschätzung – Achtung – Zuwendung – Wärme zum Klienten; aktives, suchendes Bemühen; Echtheit, Kongruenz, sowie Selbstöffnung. Als wünschenswert gilt auch, dass der Psychotherapeut hierbei dem Klienten als »Beobachtungsmodell« für günstige seelische Funktionsweisen gilt.
Zur Gegenüberstellung (in *Kritik und Zusammenarbeit*) der Gesprächspsychotherapie (GPT) und PPT vgl. PPT S. 393ff.

Gestalttherapie (Gestalt therapy):
Die von F. S. Perls (1951) entwickelte G. versucht, die Entwicklung der Persönlichkeit auf zweierlei Weise zu erreichen. Einmal dadurch, dass sich der Mensch von psychopathologischen, »unerledigten Situationen« befreit. Zu den Beobachtungen der Gestaltpsychologie gehört (W. Köhler, 1929), dass über längere Zeit hinweg die Tendenz besteht, einmal begonnene Tätigkeiten zu Ende zu führen (Gestaltschließungstendenz). Die Fixierung daran und das Festhalten an Vergangenheit und Zukunft werden als wesentliche Ursachen von Störungen gesehen. Die Therapie erfolgt aus der Gegenwart heraus: »Was früher zurückgedrängt, in die Vergangenheit eingeschlossen war, wird jetzt durch gegenwärtig vorhandene motorische und sensorische Realitäten wiedergeboren« (E. und M. Polster, 1975,). Das »Hier-und-Jetzt-Prinzip« wird zugrunde gelegt.
Zum anderen dienen unerledigte Situationen als Katalysator des noch un-

entwickelten und noch nicht bewusst gewordenen menschlichen Potentials (M. M. Berger, 1975).
Zur Gegenüberstellung (in *Kritik und Zusammenarbeit*) der GT und PPT vgl. PPT S. 395 ff.

Gesundheit (health) und Gesundheitsbegriff in der PPT (health interpretation in PPT):
Erstens, nach der Definition der WHO: Der Zustand völligen körperlichen, geistigen, seelischen und sozialen Wohlbefindens; zweitens, im engeren Sinne, das subjektive Empfinden des Fehlens körperlicher, geistiger und seelischer Störungen oder Veränderungen bzw. ein Zustand, in dem Erkrankungen und pathologische Veränderungen nicht nachgewiesen werden können.
In der PPT bedeutet G. die Befähigung zur Bewältigung auftretender innerer und äußerer Probleme und Konflikte. »Nicht der ist gesund, der keine Probleme hat, sondern der, der in der Lage ist, mit ihnen umzugehen«. Damit ist Psychotherapie nicht das einzige Instrument der Behandlung. Sie ist in diesem Sinne vielmehr Schlüsselstelle zur Behebung aufgetretener Konflikte, zur Vermittlung von spezifischen und universellen Problemlösungsmöglichkeiten und zur Befähigung zu wirksamer Selbsthilfe. Ein Mensch, der nicht zu Ängsten, Trauer, Depressionen oder gelegentlichen Zwängen fähig ist, ist kein Idealmensch, sondern ein hinsichtlich dieser Entfaltungsmöglichkeiten verkümmerter Mensch.
G. und Krankheit lassen sich nicht in Schwarz und Weiß malen, da beide Zustandsformen letztlich Antworten auf Entwicklungsmöglichkeiten und Fähigkeiten darstellen.
Nicht zuletzt kommt die Vorstellung der PPT von G. und Krankheit in der positiven Umdeutung* der Krankheit zum Ausdruck, als das Vorgegebene und Tatsächliche, nämlich die Gesundheit. Dies setzt das Wissen um Leiden und Nöte, Schmerzen, Sorgen und Trauer bei einer Krankheit voraus und konfrontiert den Patienten mit einer weniger bekannten, für das Verständnis und den praktischen Umgang mit dem Leiden um so wichtigeren Seite der Krankheit: mit ihrer Funktion, ihrem Sinn und damit ihren positiven Aspekten. So lässt sich beispielsweise *Anorexia nervosa* interpretieren als ›die Fähigkeit, mit wenig Mitteln auszukommen und am Hunger der Welt teilzuhaben‹.

Gewissheit (Certitude):
Definition und Entwicklung: Die Fähigkeit, nach einem Zustand des Zweifelns Entscheidungen zu treffen, die keine Schuldgefühle mehr auslösen. Der Mensch ist imstande, klar ja oder nein zu sagen und sich mit dieser Entscheidung zu identifizieren. G. meint darüber hinaus eine Qualität oder eine Intensität des Glaubens. Auch beim Kind finden sich Situationen des Zweifelns. Wenn es nach Nahrung schreit, weiß es nicht, ob jemand kommt, es zu füttern. Indem die Mutter sich ihm immer wieder zuwendet, entwickelt sich die G.: »Auch wenn meine Bedürfnisse nicht gleich erfüllt werden, werden sie doch bald befriedigt.«
Synonyme: Sicherheit, feste Überzeugung, ohne Zweifel, absolut, definitiv, endgültig, fraglos, selbstverständlich, auf alle Fälle, Standhaftigkeit.
Störungen: Starrheit, Dogmatismus, Fixierung, Fanatismus, Abwehr, Ambivalenz, Schuldgefühle, Ungewissheit, Ängste, Misstrauen, Hoffnungslosigkeit, Überforderung.
Verhaltensregulative: Die Kontrolle von Gewissheit, Zweifel, ist die Fähigkeit zur Wirklichkeitsprüfung. In bezug auf was möchte man Gewissheit: auf Treue, Ehrlichkeit, Gerechtigkeit, religiöse oder weltanschauliche Inhalte? Eigene Gewissheit mit den Gewissheiten anderer konfrontieren (Kontakt, Sprechen, Konflikte erkennen und lösen, gegenseitiges Verständnis und Respekt, Relativität der Werte).

Glaube (Faith):
Definition und Entwicklung: Die Fähigkeit, Unbekanntes und Unerkennbares aufzunehmen und sich ihm schrittweise zu nähern, bis ein Teil dieses Unbekannten bekannt wird. Der G. kann sich auf die eigenen Fähigkeiten, die der Mitmenschen richten, auf das noch Unbekannte und Erforschbare der Wissenschaften und das Unerkennbare der Religionen. Ein Kind verfügt zunächst über einen absoluten G. Später differenzieren sich die Glaubensinhalte; das Kind glaubt an die Zuwendung oder die Gerechtigkeit der Eltern. Durch das Vorbild der Eltern lernt es, eine Beziehung zu noch Unbekanntem und Unerkennbarem aufzubauen, später übernimmt es bereits geprägte Formen religiösen oder weltanschaulichen Glaubens.
Synonyme: Weltanschauung, Ideologie, Theorie, Hypothese.
Störungen: Aberglaube, Bigotterie, Glaubenskrise, Unglauben, Angst, Aggressionen, Nachahmungen, Resignation, Überforderung, Unsicherheit, Stimmungsschwankungen, Lebensangst, kollektiver Hass, Vorurteile, Fanatismus, religiöser Wahn etc.

Verhaltensregulative: Jeder Mensch besitzt die Fähigkeit zu glauben. Zu unterscheiden ist zwischen Glaube, Religion und Kirche. An sich selbst glauben, an seine Fähigkeiten, einen Partner, eine Gruppe, ein Idol, eine Idee, eine Theorie, eine Weltanschauung, einen Gott.
Vgl. Peseschkian, *Glaube an Gott und binde dein Kamel fest,* S. 82.

Grundfähigkeiten (Basic capacities):
Dem Konzept der PPT liegt die Auffassung zugrunde, dass jeder Mensch zwei G. besitzt: Erkenntnisfähigkeit* und Liebesfähigkeit*. Diese zwei G. stehen als zusammenfassende Kategorien hinter den primären und sekundären Fähigkeiten. (Aus der Liebesfähigkeit entwickeln sich die primären Fähigkeiten, aus der Erkenntnisfähigkeit die sekundären Fähigkeiten.) Die G. sind jedoch nicht nur formal die höhere Abstraktionsstufe der Aktualfähigkeiten, sie stellen vielmehr die Gesamtheit der menschlichen Fähigkeiten in einem noch undifferenzierten Stadium dar.
S. a. Erkenntnisfähigkeit*

Grundfähigkeiten in der Literatur (Basic capacities in literature):
Die Hypothese der G. findet sich in ähnlicher Form bereits in der Bahá'i-Religion vorgezeichnet (vgl. Bāhaullāh, *Ährenlese* und Peseschkian, 1977).
Ihr Prinzip zeigt sich in vielfacher Gestalt. S. Freud benutzt die Zweiteilungen von Lustprinzip und Realitätsprinzip. Guilford (1965) spricht von universellen Dispositionen und Wesenszügen. Maslow (1973) verwendet den Begriff der Grundbedürfnisse des menschlichen Seins. Fromm (1974) unterscheidet zwischen den allen Menschen eigenen biologischen Instinkten und existentiellen Bedürfnissen. Erikson (1971) verwendet den Begriff der »basic virtues«, die er in einer Stufenfolge von Grundtugenden beschreibt. Die Begriffe entstammen verschiedenen wissenschaftlichen Theorien und lassen sich nicht bruchlos ineinander überführen. Sieht man jedoch von den Unterschieden des theoretischen Bedeutungszusammenhanges ab, finden wir ein Menschenbild, für das Konstrukte gefordert werden, die den Grundfähigkeiten entsprechen (vgl. Peseschkian, 1977).

Grundkonflikt: (Basic conflict):
Jeder Konflikt hat seine Entstehungsgeschichte, die von den Umständen in der Vergangenheit über die Realisierung der Gegenwart bis hin zu Erwartungen in der Zukunft reicht. Während der Aktualkonflikt* durch aktuelle Probleme bedingt ist, stellt der G. als Konfliktlösungsmuster sozusagen

die ›Software‹ für nicht gelöste und nicht verarbeitete Konfliktsituationen in der Vergangenheit dar.

Grundkonzept (Basic concept):
Die Erfahrungen der Vergangenheit verdichten sich, zusammen mit kollektiven Überlieferungen, zum individuellen G. Z.B. »Ordnung ist das halbe Leben«. Das G. stellt das dar, was ein Mensch als Quintessenz seiner Lebenserfahrungen in die Gegenwart hineingerettet hat; es ist für ihn Leitlinie und impliziter Wertmaßstab. Solche G. können entweder unmittelbar oder auch über bevorzugte Schriftsteller, Dichter oder Kunstrichtungen erkundet werden.
Der Therapeut orientiert sich an dem Bereich, der für den Patienten die größte Ich-Nähe besitzt. Zumeist ist es der Bereich, von dem der Patient am meisten berichtet, dem er selbst die größte Bedeutung beimisst. Damit ist seine tatsächliche Relevanz für die bestehende Konfliktsituation nicht von vornherein festgelegt. Vielmehr kann er als Einstieg in andere Zusammenhänge dienen, die zwar weniger im Erleben des Patienten, aber um so mehr in der Dynamik des Konfliktes eine Rolle spielen.
S. a. Konzepte*

Gruppenpsychotherapie (Group psychotherapy):
Psychotherapie in Gruppen beiderlei Geschlechts in Gegenwart eines oder mehrerer Psychotherapeuten, wobei die aus der Gruppendynamik bekannten Phänomene ausgenutzt werden. Die Hilfe wird in der G. gegenseitig geleistet. »Ein Mensch ist das therapeutische Agens für das Andere«. Es werden Gefühle geweckt und nutzbar gemacht. Es wird mit geschlossenen (feste Mitglieder) und offenen (wechselnde Mitglieder) Gruppen gearbeitet. Das Vorgehen wechselt nach Schule und Einstellung des Therapeuten. Als Hilfsmittel dienen freie Diskussion, Soziometrie, Soziogramm und Psychodrama. (Moreno, 1934)

Herzfunktionsstörungen (Heart disturbance):
Im Unterschied zu organisch bedingten Herzerkrankungen klagt der Herzphobiker über eine Vielfalt von Beschwerden: Starkes Herzklopfen, Herzjagen, Extrasystolen, Druck- und Beklemmungsgefühle oder stechende, bohrende Schmerzen, die in keiner Beziehung zu einer körperlichen Anstrengung stehen, Atemnot, Blutdruckerhöhung, Schweißausbruch,

Schwindel, Ohnmachtsgefühl (ohne Bewusstlosigkeit), Zittern am ganzen Körper. Im Mittelpunkt der Symptomatik aber steht die Angst, an Herzversagen zu sterben. Die Symptomatik tritt meist anfallsweise auf. Typisch ist eine chronische Verlaufsform mit Ausbildung hypochondrischer und phobischer Züge.
PPT: s. unter Herzinfarkt*
Diesem Krankheitsbild ist im Buch PSS ein eigenes Kapitel gewidmet.

Herzinfarkt (Heart infarction):
Zerfall eines umschriebenen Herzmuskelbezirks, meist als akut auftretende Komplikation bei Koronarer Herzkrankheit. Manifestiert sich häufig bei oder nach körperlicher oder psychischer Belastung infolge Steigerung des Sauerstoffbedarfs des Herzmuskels.
PPT: Zu einem wesentlichen Teil Antwort des Körpers auf Belastung durch Risikofaktoren, die durch die Aktualfähigkeiten* und das Balance-Modell* spezifiziert werden können. Bei der Exploration nach der medizinischen Versorgung steht in erster Linie das Aufspüren des Lebenskonzepts* bzw. Lebensmottos* des Patienten an, um ein gesundes Gegenkonzept* aufzustellen und zu vermitteln.
Ausbaufähig: Korrektur des Leistungskonzepts des Patienten, Änderung der Eßgewohnheiten (Mittel der Sinne), richtige Ernährung (Mittel des Verstandes) und Ausbau der Beziehung zum Ich, zum eigenen Körper, durch geeignete Bewegungsformen. Aufgreifen der bestehenden Belastungen und kompensatorischen Möglichkeiten aus dem DAI.
Diesem Krankheitsbild ist im Buch PSS ein eigenes Kapitel gewidmet. S. a. Peseschkian, Was haben Sie auf dem Herzen?

Höflichkeit (Courtesy):
Definition und Entwicklung: Die Fähigkeit, zwischenmenschliche Beziehungen zu gestalten. Ihre Erscheinungsformen sind Benehmen, in dem gesellschaftliche Verhaltensregeln anerkannt werden, Rücksicht, Achtung vor dem Partner und sich selbst sowie Bescheidenheit. H. als Hintanstellung eigener Interessen und Bedürfnisse ist eine sozial begründete Aggressionshemmung. H. erlernt ein Kind zumeist am Modell der Eltern. Die Reaktion der Eltern auf unhöfliches Verhalten der Kinder wiegt schwer. Die Art der zu erlernenden H. wird zu einem wesentlichen Teil von der Kultur und den Normen der jeweiligen sozialen Schicht bestimmt.
Synonyme: Sich anständig benehmen, wissen, was sich schickt, auf Manieren und Umgangsformen achten, eine gute Kinderstube haben.

Störungen: Heuchelei, ritualisierte H., Unfähigkeit, nein zu sagen, Egoismus, soziale Unsicherheit, Angst, mangelndes Durchsetzungsvermögen, Alkoholismus, Muskelverkrampfungen, rheumatische Beschwerden, Kopfschmerzen, Herzschmerzen, Magen-Darm-Beschwerden.
Verhaltensregulative: Höflichkeit bietet nicht selten die Möglichkeit der Kontaktaufnahme. Statt »Los, gib her« klingt besser: »Würdest du bitte?« Es lohnt sich, sich auf seine Höflichkeitslücken hin zu kontrollieren.

Hoffnung (Hope):
Definition und Entwicklung: Die Fähigkeit, über den Moment hinaus positive Einstellungen zu den eigenen Fähigkeiten, zu denen des Partners und der Gruppe zu entwickeln. Morgen, im nächsten Jahr oder irgendwann möge etwas geschehen, was uns einzelne Handlungen oder unser ganzes Leben als sinnvoll erscheinen lässt. Positives Konzept von H. ist Optimismus, das negative Pessimismus. H. entwickelt sich aus den Erfahrungen und Erlebnissen, die ein Mensch hatte, und von den Möglichkeiten, die ihm seine Umwelt ermöglicht. H. für die Zukunft ergibt sich sowohl durch positive Erfahrungen als auch Enttäuschungen, die sich konkret auf einzelne Aktualfähigkeiten beziehen.
Synonyme: auf etwas rechnen, sich etwas versprechen, verheißungsvoll, erwarten, in Aussicht stellen, sich an einen Strohhalm klammern, durch die rosarote Brille sehen.
Störungen: Hoffnungslosigkeit, Unzufriedenheit, Pessimismus, Resignation, Flucht in die Phantasie, passive Erwartungshaltung, naiver Optimismus, Lebensangst, Todesangst, Blockierung der Handlungsfähigkeit, Suizidgefahr.
Verhaltensregulative: »Jede dunkle Nacht hat ein helles Ende.« Anstatt: »Sie können *doch* nicht«, »Sie können *noch* nicht«. Unterscheiden zwischen dem, was man ändern kann, und dem, was man ertragen lernen muss (Geburt, Tod, Vergangenheit). Lediglich darauf warten, dass Hoffnungen in Erfüllung gehen, oder etwas dafür tun? Auch die schwärzeste Hoffnungslosigkeit hat ihre Ursachen, zumeist in den Erfahrungen mit einzelnen Aktualfähigkeiten. Motto: Wo liegen die Wurzeln der Hoffnungslosigkeit? Trotz H. und genauester Planung bleibt ein unkalkulierbarer Rest. Motto: Mögen sich die Hoffnungen auf die Zukunft erfüllen, aber auch Überraschungen sind willkommen.

Homosexualität (Homosexuality):
Liebesverhältnis zwischen zwei Menschen desselben Geschlechts bei gleichzeitiger Ablehnung oder Gleichgültigkeit gegenüber heterosexuellen Kontakten; kommt bei beiden Geschlechtern und in zahlreichen Kulturen vor, jedoch mit unterschiedlicher sozialer Bewertung. Manchmal verläuft sie latent und wird nicht ausgelebt.
PPT: Positive Beziehung zum Ich, zum Du des eigenen Geschlechts, Mittel der Sinne.
Ausbaufähig: Beziehung zum Du des anderen Geschlechts, Ehrlichkeit, Kontakt.
Bei Konflikten in der H. zeigt das DAI anhand der Spontanaussagen den lebensgeschichtlichen und kulturellen Hintergrund der Bedeutung der Aktualfähigkeiten beim Klienten und seinem (Konflikt-)Partner.

Hypertonie, essentielle (Essential hypertension):
Dauernde Erhöhung des arteriellen Blutdrucks auf Werte von systolisch über 140 mm/hg und diastolisch über 90 mm/hg (WHO).
PPT: Betonung von Fleiß/Leistung, Reaktionsbereitschaft gegenüber Konflikten.
Ausbaufähig: Höflichkeit, Ehrlichkeit, Geduld, Zeit, Vertrauen, Verbundenheit – Ablösung.
Diesem Krankheitsbild ist im Buch PSS ein eigenes Kapitel gewidmet.

Hypochondrie (Hypochondria):
Sachlich nicht begründbare, beharrlich festgehaltene Sorge um Gesundheit und Leben. Das ganze Denken und Handeln des Hypochonders kreist ängstlich und sorgenvoll um seinen Körper, der als von schwerer Krankheit bedroht oder schon krank erlebt wird (nach Peters).
PPT: Die Fähigkeit, auf die eigenen Körperfunktionen zu achten, intensive Beziehung zum Ich, Mittel der Sinne, Phantasie.
Ausbaufähig: Verstand, Beziehung zu den einzelnen Aktualfähigkeiten, Beziehung zum Du und zum Wir, zu Unterscheidung und Ablösung.

Hysterie (Hysterical reaction):
Der schon von Hippokrates verwendete Begriff wird für unterschiedliche Erkrankungen verwendet. Allen hysterischen Erscheinungsbildern ist gemeinsam, dass der Betroffene sich unbewusst als etwas anderes darstellt, als er tatsächlich ist. Die veränderte Selbstdarstellung wird als der Versuch einer neurotischen Scheinlösung eines innerseelischen Konflikts betrachtet.

PPT: Die Fähigkeit, auf sich aufmerksam zu machen und auf Bedürfnisse hinzuweisen, Betonung der Phantasie.
Ausbaufähig: Verbalisierung, Ehrlichkeit (die Bedürfnisse verbalisieren und nicht körperlich als hysterische Erkrankungen formulieren), Mittel des Verstandes, Verbundenheit – Ablösung.

Ich (I):

In der Psychoanalyse die Schicht des psychoanalytischen Apparates, die als Mittler zwischen Individuum und Realität sowie zwischen Es und Über-Ich von Bedeutung ist. Im Gegensatz zum Es hat das Ich eine Organisation, ist also nicht chaotisch. Nach der Auffassung C. G. Jungs gehört zum Ich eine Reihe von Unterpersönlichkeiten, deren Beziehungen zum Ich sich während des Lebens wandeln. Hierzu zählen: Persona, Schatten, Anima oder Animus, Archetypus von Geist und Selbst.
Das Ich hat in der PPT eine doppelte Aufgabe: es vermittelt nicht nur zwischen den unterdrückenden gesellschaftlichen Anforderungen und den individuellen Triebregungen, sondern wird gleichzeitig zum Ort der sich manifestierenden Fähigkeiten. Die Funktion der Realitätsprüfung hängt eng mit der spezifisch menschlichen Fähigkeit zusammen, die Bereiche Vergangenheit, Gegenwart und Zukunft in Erleben und Verhalten aufeinander abzustimmen und zu integrieren.
Die Auseinandersetzung zwischen den eigenen Bedürfnissen und den Anforderungen der Umwelt geschieht im Rahmen psychosozialer Normen (die Aktualfähigkeiten), die innerhalb der psychischen Organisation eines Menschen ihre eigene Geschichte entfalten. Damit greift die PPT unmittelbar Konzepte sozialen Verhaltens auf. Für die positive Psychotherapie folgt daraus: Im Gegensatz zu klassischen psychoanalytischen Richtungen, die versuchen, in der Therapeut–Patient–Beziehung auch die frühkindliche Situation der Eltern–Kind–Beziehung wiederaufleben zu lassen und die übrigen Umweltbezüge eher als störende Variablen betrachten, berücksichtigt dieses Vorgehen besonders die soziale Wirklichkeit des Patienten. *Von daher wird das dreiteilige Vorgehen verständlich: Erziehung–Selbsthilfe–Psychotherapie.*

Identifikation (Identification):

Sich in eine Person hineinzuversetzen, um schließlich wie diese Person zu denken und sich zu fühlen. Man identifiziert sich zumeist nicht gänzlich

mit der Person, sondern mit bestimmten Eigenschaften. I. ist somit auch eine zentrale Form des Lernens. Wird aber das Identifikationsmodell verabsolutiert und nicht abstrahiert, kann es zu Konflikten und Auseinandersetzungen kommen.
PPT: Im Differenzierungsprozeß wird sorgfältig unterschieden, mit welchen Eigenschaften, Aktualfähigkeiten und Verhaltensweisen des ›Idols‹ sich ein Patient identifiziert und *warum*, d.h. was er damit verbindet.

Identitätskrise (Identity crisis):
Störung des Gefühls des Einsseins mit sich selbst, dem Bewusstsein von Kontinuität und Gleichheit des Ich. Häufige Erscheinung bei sozial Entwurzelten und Flüchtlingen; nach E. Erikson aber auch allgemeine Folge der gegenwärtigen kulturellen Situation.
PPT: In bestimmten Lebensabschnitten ist eine I. durchaus normal; Ein junger Mensch setzt sich mit den verschiedenen Aktualfähikgkeiten seiner Bezugspersonen (insbesondere der Eltern) auseinander; er entwickelt seine Persönlichkeitsmerkmale. Dies beginnt schon in den ersten Lebensjahren mit dem Nein-Sagen, wodurch dem Kind Grenzen gesetzt werden. Später werden bestimmte Rollen- und Verhaltensaspekte, die sich durch die Aktualfähigkeiten beschreiben lassen, übernommen; andere werden abgelegt. Man identifiziert sich beispielsweise mit der Verbundenheit der Mutter, lehnt aber ihre Vorstellung von Ordnung und Pünktlichkeit ab.

Individualpsychologie (Individual Psychology):
Die von Alfred Adler (1920) entwickelte IP stellt drei große Themen der Persönlichkeitsentwicklung in den Vordergrund: Das Streben nach Überlegenheit und seine Steuerung, den Minderwertigkeitskomplex und seine Bekämpfung und schließlich das Gemeinschaftsgefühl und die Hindernisse seiner Herausbildung (1930). Seiner Ansicht nach lässt sich bei jedem Menschen, auch wenn das sichtbare Verhalten noch so widersprüchlich erscheint, eine durchgehende Linie, der ›Lebensstil‹, feststellen. Der Begriff umfasst die Gesamtheit der Gewohnheiten, Einstellungen und Erwartungen eines Menschen. Der Lebensstil ist das Ergebnis eines Formungsprozesses, bei dem die biologischen Neigungen des Individuums durch seine Erfahrungen mit Familie und Gesellschaft geprägt werden.
Zur Gegenüberstellung (in Kritik und Zusammenarbeit) der IP und PPT vgl. PPT, S. 388ff.

Individuation (Individuation):
C. G. Jung geht von einer allgemeinen psychischen Energie aus. Die seelische Dynamik ist durch Gegensätzlichkeiten wie Bewusstes und Unbewusstes, Denken, Fühlen, Empfinden, Intuition gekennzeichnet. Jedes der Gegensatzpaare kann extra- oder introvertiert sein. Die »Persona« umfasst die Haltung gegenüber der Außenwelt. Das Unbewusste wird von Jung als kollektives Unbewusstes konzipiert, in dem sich geistig-religiöse Tendenzen zeigen. Seine Inhalte sind die Archetypen, Symbole aus den unbewussten, tiefen Schichten, die auch in Mythen, Träumen und Märchen ihren Niederschlag finden. Das therapeutische Vorgehen strebt eine Erweiterung der Persönlichkeit bis hin zur Selbstwerdung (Individuation) an.
Analytische Psychologie: Die I. oder Selbstverwirklichung ist Behandlungsziel: alle unvereinbaren und gegensätzlichen Kräfte des Individuums zu einer so starken Einheit zu verschmelzen, dass alle Aspekte harmonisch miteinander existieren können. Die Wiedervereinigung der Persönlichkeit erfordert, dass der Analytiker zusammen mit dem Patienten die prägenden Ereignisse in dessen Leben noch einmal durchlebt.
PPT: Die I. wird weiter gefasst. Darunter wird nicht nur Selbstverwirklichung, also Verschmelzung gegensätzlicher Kräfte zu einer Einheit verstanden, sondern es werden individuelle, soziale und kollektive Faktoren in dieser Einheit vorausgesetzt. Dem Jungschen Konzept entsprechen in der PPT die Medien der Erkenntnisfähigkeit*; darüber hinaus spielen Liebesfähigkeiten*, Aktualfähigkeiten* und die Interaktionsstadien* eine Rolle. Individuation ist hier zugleich Sozialisation.
Gemeinsamkeiten und Unterschiede: C. G. Jungs Psychologie betont Tradition und Intuition und stellt einzelne Aktualfähigkeiten wie Glaube, Religion, Hoffnung, in den Vordergrund. Ansätze seiner Psychologie finden sich auf der vierten Stufe, der Verbalisierung*, in der die individuellen und kollektiven Konzepte aufgearbeitet werden, sowie in den integrativen Tendenzen der Zielerweiterung*. Die einzelnen Konzepte des Patienten können auf ihren individuellen und kollektiven Anteil hin befragt und in ihrer Verbindung mit einzelnen Aktualfähigkeiten verstanden werden. Angesichts der besonderen Betonung von Tradition und des partnerschaftlichen, demokratischen Behandlungsstils eignen sich die Vorgehensweisen der analytischen Psychologie vor allem für ältere Patienten.

Integration (Integration):
Biologisch ist I. eine Leistung des Zentralen Nervensystems, das die Reizverarbeitung nach bestimmten Prinzipien integriert. Das Kind sieht sich im

Laufe seiner Entwicklung primär der Aufgabe gegebenübergestellt, Persönlichkeitsmerkmale, Verhaltensweisen und Einstellungen von Vater und Mutter zu integrieren: In der Psychologie versteht man darunter das geschlossene Zusammenwirken verschiedener psychischer Prozesse. Nach E.R. Jaensch (Integrationspsychologe) ist der Grad der Integration psychologischer Vorgänge ein Index für unterschiedliche Typisierungen. Betrachtet man, wie etwa H.A. Witkin, die Persönlichkeit als ein offenes, d.h. mit seiner Umwelt in Beziehung stehendes System, so beschreibt die I. die funktionellen Beziehungen zwischen den Systemkomponenten. Diese I. wird einem komplexen System zugeschrieben, daher setzt sie nach W.D. Fröhlich die Differenzierung des Systems voraus.
Soziale Integration bezeichnet eine Summe von Teilprozessen zur Herstellung eines umfassenden sozialen Gebildes. Dazu gehören kulturelle, normative und kommunikative Faktoren.

Interaktionsstadien Verbundenheit, Differenzierung und Ablösung (Interaction, stages of fusion / Attachment – Differentiation – Detachment)
Die drei I. durchziehen das ganze Leben. Diese Stadien spiegeln sich auch in jeder zwischenmenschlichen Begegnung wieder – gleich, ob sie eine Minute dauert, eine Stunde, oder Wochen und Monate.

Verbundenheit	Differenzierung	Ablösung

1. Stadium der Verbundenheit:
Entwicklungsgeschichtlich bedeutet dies: Ein Kind ist zunächst auf seine Eltern angewiesen. Es benötigt deren Zuwendung, Geduld, Zeit und Vorbildfunktion. Die Eltern fühlen sich dem Kind durch Liebe und Verantwortung verbunden. In diesem Stadium nimmt das Kind eine vorwiegend passive Haltung ein und ist auf Bezugspersonen, vor allem auf die Mutter, angewiesen.
Selbst wenn Äußerungsformen der Verbundenheit beim Erwachsenen charakteristischem Verhalten der frühen Kindheit eng verwandt sind, so ist Verbundenheit keine schlechthin infantile Haltung. In jedem Alter und in jeder sozialen Situation spielt Verbundenheit eine Rolle, die jedoch durch Rollenerwartungen oder altersspezifische Erwartungen modifiziert wird.

2. Stadium der Unterscheidung oder Differenzierung:
Unterscheidung ist eine Grundfunktion, auf die Aktualfähigkeiten konzentriert. Erst durch die Unterscheidung lernt man zwischen Triebbedürfnissen und Erfordernissen des sozialen Umfeldes vermitteln. Allgemein formuliert: Wir lernen, indem wir unterscheiden lernen. In der Stufe der Unterscheidung ist man ebenso wie in der Stufe der Verbundenheit auf eine Bezugsperson oder Autorität angewiesen. Eltern bringen dem Kind soziales Verhalten bei, den Umgang mit Geld und wo die Grenzen zwischen Phantasie und Wirklichkeit liegen. Später wird die Differenzierung von anderen Institutionen und Autoritäten übernommen. Jeder soziale Kontakt kann im Sinne der Differenzierung wirken.
3. Stadium der Ablösung:
Die Ablösung von der Mutter beginnt schon sehr früh und setzt sich kontinuierlich fort. Das Laufenlernen befreit das Kind vom Angewiesensein auf Bezugspersonen. Es lernt, selbständig zu werden. Der Heranwachsende löst sich von der Beeinflussung durch die Eltern, indem er auch andere Informationsquellen nutzt, Bücher liest, durchaus auch in Opposition zu seinen Eltern und Lehrern geht. Er wählt Beruf, Partner, Bezugsgruppe, trennt sich von Partnern. Schließlich erfolgt Ablösung durch den Tod anderer Menschen und durch den eigenen Tod. Die Freiheit, die in der Ablösung mit enthalten ist, ist nicht absolut. Viele Menschen schwanken zwischen Ablösung und Verbundenheit, möchten selbständig sein, können Selbständigkeit jedoch nicht ertragen; sie wünschen sich die Zuneigung eines Partners, haben jedoch gleichzeitig den Wunsch nach Freiheit. Ablösung von einem Objekt oder einer Person bedeutet zugleich aber auch die Zuwendung zu einem anderen Objekt, zu einer anderen Person.
Fazit: Diese Aufeinanderfolge von Verbundenheit und Ablösung ermöglicht es, in Kontakt mit anderen Personen zu treten und damit andere Verhaltensmuster herzustellen. Dies bedeutet: seinen eigenen Horizont erweitern.

Interaktionsstadien in der Psychotherapie (Stages of interaction in psychotherapy):
Die drei I. spiegeln sich dementsprechend in der psychotherapeutischen Behandlung wider: sowohl das gesamte therapeutische Verhältnis als auch jede Therapiesitzung muß die drei Stadien beinhalten, wenn sie erfolgreich sein will.
1. Verbundenheit:
Zu Beginn der Psychotherapie werden in der Regel Bedürfnisse nach

Verbundenheit und emotionaler Zuwendung im Vordergrund stehen. Der Patient hat das Bedürfnis, sich auszusprechen, möchte, dass man sich für seine Probleme interessiert, ihm zuhört und ihn akzeptiert. Diese Haltung zieht sich durch die gesamte Psychotherapie hindurch; sie ist gewissermaßen die Grundlage, auf der die Psychotherapie beruht. Verbundenheit manifestiert sich nicht nur als Gefühlshaltung, sie resultiert vielmehr aus einer Anzahl von meist wenig beachteten Verhaltensweisen, an denen sich das Gefühl des Vertrauens und des Akzeptiertwerdens festmacht.

2. Differenzierung:

Im Verlauf der Behandlung kann das Bedürfnis nach Verbundenheit zeitweilig im Mittelpunkt stehen, ist jedoch nicht das einzige wichtige Moment im Therapieverlauf:

Daneben zeigen die Patienten ein Bedürfnis nach Differenzierung, nach Informationen. Diesem Bedürfnis stehen Psychotherapeuten oft kritisch, ja unbeholfen gegenüber. Informationen seitens des Therapeuten stehen im Verdacht, Manipulation zu sein und moralisierend zu wirken. Dennoch ist das Bedürfnis nach Unterscheidung beim Patienten genauso eine Realität wie die Tatsache, dass der Therapeut oft gegen seinen Willen Informationen gibt, Wertungen andeutet oder Unterscheidungen nahelegt. Die Stufe der Unterscheidung ist ausdrücklich in die Therapie hineinzunehmen.

Wenn man davon ausgeht, dass psychosoziale Konflikte auf mangelnder Unterscheidung beruhen, sind wir darauf angewiesen, genau diesen Bereich herauszufinden und Hilfen für eine realitätsnahe Unterscheidung zu geben. Die Unterscheidung erfolgt jedoch nicht durch Ratschläge, sondern dadurch, dass der Patient für konfliktbesetzte Aktualfähigkeiten und Missverständnisse sensibilisiert wird und dass er lernt, seine neurotischen Verallgemeinerungen differenzierter zu betrachten.

3. Ablösung:

Zuletzt erfolgt die Ablösung. Psychotherapie ohne Ablösung wäre eine nicht endende Psychotherapie; der Patient wäre zeitlebens auf die Zuwendung des Therapeuten sowie auf dessen Differenzierungen und Entscheidungshilfen angewiesen. Andererseits bedeutet Ablösung in der Therapie nicht, dass der Patient einfach »ins kalte Wasser« geworfen wird.

Die Ablösung sollte allerdings nicht aufgrund der Ungeduld des Therapeuten erfolgen. Abgesehen von der Einzigartigkeit jedes Patienten und der Tatsache, dass jeder Patient individuellen Zeitaufwand fordert, geht es um die Frage, welches Ziel die Psychotherapie hat. Das Therapieziel ist ein Kompromiss zwischen idealem Behandlungsverlauf, vollständigem

Freisein von neurotischen Einschränkungen und den realen Nöten und Problemen des Patienten, der vom Therapeuten zielgerichtetes Vorgehen erfordert.
Die drei Stadien Verbundenheit Unterscheidung Ablösung sind als Einheit zu sehen, sind aber an den jeweiligen Behandlungsabschnitten in unterschiedlichem Ausmaß beteiligt. Jede einzelne Psychotherapiesitzung enthält in irgendeiner Form die drei Stadien.

Interaktionsanalyse (Interaction analysis):
Die Stadien der (partnerschaftlichen) Interaktion (Verbundenheit, Unterscheidung und Ablösung) bieten einen konkreten Einstieg in aktuelle zwischenmenschliche Konflikte. Sie finden sich einerseits in der bisherigen Entwicklung des Menschen wieder, bzw. kennzeichnen das augenblickliche Bedürfnis eines Partners, andererseits manifestieren sie sich als Einstellungen, Wünsche und Erwartungen der jeweiligen Bezugsperson; man spricht hierbei von Erwartungsstadien. Treffen die möglichen Interaktionsstadien des Partners und die Erwartungsstadien der Bezugsperson aufeinander, entstehen charakteristische Situationen, die in der folgenden Abbildung dargestellt werden:

Entwicklungsstadien der Bezugsperson

Ablösung	Differenzierung	Verbundenheit	*Entwicklungsstadien des Partners*
A	B	–	Verbundenheit
C	–	D	Differenzierung
–	E	F	Ablösung

Modell der Stadien einer Interaktion

Während das jeweilige Stadium eines Partners auf das gleiche Stadium seines Gegenübers keine Probleme aufwirft, sondern für beide befriedigend verlaufen, stellen die übrigen 6 Konstellationen A, B, C, D, E und

F problematische Situationen dar, die eine Korrektur (z. B. nach dem Ist-Wert – Soll-Wert-Modell) erfordern.
Zur Analyse eines Konfliktes ist zunächst festzustellen, in welchem Stadium der Interaktion sich der Partner befindet. Man fragt nach dem Stadium der Verbundenheit: Hat der Partner (gerade jetzt) das Bedürfnis nach Gemeinsamkeit? Benötigt er Zuwendung, besteht eine intensive emotionale Beziehung?
Interaktion besteht jedoch nicht nur als emotionale Beziehung, der Partner braucht Informationen und Differenzierungen: Fehlen dem Partner Informationen, benötigt er Rat, braucht er Entscheidungshilfe?
Das Stadium der Ablösung des Partners schließlich ist gleichbedeutend mit der Abschwächung, Änderung oder Auflösung emotionaler Beziehungen.
Jedes dieser Stadien trifft auf ein Erwartungsstadium der Bezugsperson. Diese Interaktionsformen dienen als Orientierung, wenn man versucht, auftretende Konflikte zwischen sich und dem Partner zu analysieren. Man kann mit ihrer Hilfe momentane Probleme recht gut erfassen und die eigene Einstellung als beteiligte Komponente mit einbeziehen.
(Vgl. Peseschkian PPT, S. 144 ff. und PdA, S. 203 ff.)

Intervalltraining (Interval training)
Dieses Fitnesstraining bezeichnet eine Reihe von gymnastischen Übungen, die dafür konzipiert sind, den gesamten Bewegungsapparat zu mobilisieren und die Körperfunktionen (Atmung, Herztätigkeit, sowie Hautdurchblutung) in Harmonie damit zu bringen.
(Vgl. PSS, S. 553 ff.)

Introversion (Introversion): in Verhaltenstherapie
Extraversion-Introversion beschreibt nach Eysenck neben dem Neurotizismus eine wesentliche Dimension der Persönlichkeit. Der typisch Extravertierte ist sozial aufgeschlossen, gesellig, hat viele Freunde etc. Der typisch Introvertierte ist ruhig, zieht sich zurück, neigt zu Selbstbeobachtung und liebt Bücher oftmals mehr als Menschen.
PPT: Im Umfeld des extravertierten Typs finden wir eine verstärkte Bewertung des Wir und der Ehrlichkeit. Der Introvertierte scheint dagegen die Bereiche Fleiß/Leistung mehr zu betonen, die Beziehung zu einem sachlichen Du und Höflichkeit.

Inventarisierung Stufe d. (Inventorization)
Die 3. Stufe der Behandlungsstrategie*.
Anhand eines Inventars der Aktualfähigkeiten (DAI*) wird festgestellt, in welchen Verhaltensbereichen man selbst und der (Konflikt-)Partner positive bzw. negative Eigenschaften hat, wo Ambivalenz besteht. (Z. B. ein Vater, der selbst nicht religiös ist, fordert seine Kinder auf, zur Kirche zu gehen.)

Ist-Wert-/Soll-Wert-Technik (What is-/what ought to be-technique):
Man kreist Konflikte mit Hilfe des Ist-Wertes und des Soll-Wertes ein, um Verhaltensalternativen zu finden. Der Umlernprozess ist meist dadurch erschwert, dass Betroffene nur Konflikte und nichts anderes sehen. Ihre Reaktionen auf Konflikte erscheinen schicksalhaft. Ziel ist, dass die Patienten selbst alternative Einstellungen und Verhaltensweisen vorschlagen. Zunächst stellt der Patient die Konfliktsituation dar. Der *Ist-Wert* gibt seine Reaktion wieder und enthält die beteiligten Konzepte des Patienten. In dem *Soll-Wert* soll der Patient ein Gegenkonzept* formulieren, das ihm jetzt als gangbare Alternative erscheint.
Ein Beispiel:

Situation (was liegt vor?)	**Ist-Wert** (wie habe ich reagiert?)	**Soll-Wert** (wie kann ich besser reagieren?)
Der Ehemann hat beim Umziehen seine Sachen im Schlafzimmer auf den Fußboden fallen lassen.	Meinst du etwa, ich hätte hier aufgeräumt, nur damit der Herr des Hauses alles wieder durcheinanderbringt?	Ich würde mich freuen, wenn du deine gebrauchte Wäsche in den Wäschebeutel tun würdest.

Jacobson, Edmund:
(1888–1983), amerikanischer Arzt, Physiologe und Psychologe. Jacobson erkannte schon in den 20er Jahren, dass eine Steuerung der Muskelanspannung am besten erlernt werden kann, wenn eine Person sich bewusst macht, wann die Muskeln entspannt und wann sie angespannt sind. Die progressive Muskelrelaxation (PMR) ist leicht zu erlernen und kann ohne großen Aufwand durchgeführt werden. Beherrscht man diese Übungen, führt dies rasch zu Entspannung. Anwendungsgebiete: Schlafstörungen, Spannungs-

kopfschmerz, allgemeine Spannungszustände, Unruhe und Nervosität. In der Psychotherapie ist die Anwendung dieser Methode sinnvoll, um Ängste und Spannungen abzubauen und Stresssituationen zu bewältigen.
S. a. Psychoserum*

Jung, Carl Gustav:
(1875–1961), Psychotherapeut und Universitätsprofessor in Basel. Zunächst Assistent und Oberarzt bei Bleuler, bis 1913 enge Verbindung zu Sigmund Freud. Jung entwickelte nach dem völligen Bruch mit Freud eine eigene, auf den Grundlagen der Psychoanalyse aufbauende Theorie, die als analytische Psychologie bezeichnet wird. Er gewann durch die sich daraus ergebenen Konsequenzen weit über die Psychiatrie hinaus Einfluss auf Anthropologie, Ethnologie, Vergleichende Religionsgeschichte, Religionspsychologie, Pädagogik und Literatur.

Kleptomanie (Kleptomania):
Stehlsucht; der Akt des triebhaften Stehlens ist mit Erregung, oft sexueller Natur verbunden.
PPT: Die gestohlenen Gegenstände sind oft ohne größeren Wert, manchmal haben sie Symbolbedeutung. Wenigstens vorübergehende positive Beziehung zu Dingen, Ausgleich für Mangelzustände anderer Art.
Ausbaufähig: Beziehung zu Dingen, Beziehung zum Du, Ehrlichkeit, Stufe der Unterscheidung.

Konflikt (Conflict):
Widerstreit, Zusammenstoß von zwei oder mehr unvereinbaren Motiven oder Interessen in einer Person.

Konflikt, unverarbeiteter, latenter (Conflict, unprocessed, latent):
Latente K. können sich in umgewandelter Form äußern und insbesondere zu Verhaltensstörungen, neurotischen Symptomen, Charakterstörungen usw. führen.
PPT: K. und Konfliktlösungen gehören zum normalen Menschenleben. Psychosoziale Konflikte lassen sich formal unterscheiden, in Aktual- und Grundkonflikt. Der Aktualkonflikt kennzeichnet die Situation, die durch aktuelle Probleme entstanden ist. Eine aktuelle Konfliktsituation kommt nicht wie ein Blitz aus heiterem Himmel. Sie entwickelt sich teilweise sehr

langsam, erreicht aber schließlich eine Dimension, die in psychische oder psychosomatische Störung umschlagen kann. Die Ursachen dafür liegen im Grundkonflikt*.

Konflikt, innerer (Conflict, inner):
Ist die aus der Lebensgeschichte eines Menschen entstandene Verbindung zwischen Aktualkonflikt und Grundkonflikt. Z. B.: ein Kind wird daraufhin erzogen, dass Pünktlichkeit, Sauberkeit oder Gehorsam als unabdingbare Verhaltensregeln sind. Dafür bekam es von seinen Eltern Liebe, Zuwendung und Anerkennung. Bei Nichterfüllung folgte Entsagung dieser primären Aktualfähigkeiten. So entsteht ein (unheiliges) Junktim zwischen jener sekundären und dieser primären Fähigkeit.
Innere K. sind nicht objektivierbar, sondern stets subjektiv. Nur der Patient kennt sie. In der PPT können sie ziemlich früh (z. B. anhand des DAI*) sichtbar gemacht und durch die 5-stufige Strategie* behandelt werden.

Konfliktinhalt und Konfliktdynamik (Conflict contents and Conflict dynamics):
Um Konflikte zu verstehen, fragen wir nach den Inhalten. Im psychosozialen Bereich sind diese Inhalte nicht statisch, sondern entwickeln ihre eigene Dynamik. Am markantesten zeigen sie sich im Umgang mit den Menschen, die für uns besondere Bedeutung haben: Eltern, Großeltern, Geschwister, Partner, Kinder und andere wichtigen Personen und Gruppen. Die Konflikte spielen sich zugleich auf mehreren Ebenen ab: in der Erlebnisverarbeitung, der Partnerbeziehung, der Familie und in größeren sozialen Gruppen. Die Inhalte, mit denen wir solche Konflikte beschreiben wollen, müssen sich – um diesen verschiedenen Aspekten gerecht zu werden – auf alle Ebenen beziehen. Durch verschiedene Möglichkeiten können die Konfliktinhalte erfasst werden, und es kann gezeigt werden, wie sie die Konfliktdynamik beeinflussen.
S. a. Positive Familientherapie*

Konflikt- und Krankheitsmodell in der Positiven Psychotherapie (Conflict in the PPT):
a) Aktualkonflikt: Äußere Ereignisse (›Life-events‹* wie berufliche Veränderung, Umzug, Todesfall etc.) und Mikrotraumen* (kumulierende Ereignisse wie Unzuverlässigkeit und Ungerechtigkeit eines Mitarbeiters, Unpünktlichkeit des Partners, Zugverspätung), treffen einen Menschen körperlich und psychisch (Fragen nach 10 Ereignissen in den letzten 5

Jahren). Durch dieses Aufeinandertreffen äußerer und persönlichkeitsdeterminierender Belastungen entsteht der Aktualkonflikt (vgl. Peseschkian 1977a, S. 136–139).

b) Aktual- und Grundkonflikt: Das spezifische Zusammenwirken von Aktual- und Grundkonflikt wird in der Positiven Psychotherapie durch die Modelle DAI* und WIPPF* anschaulich dargestellt.

c) Schlüsselkonflikt: Voraussetzung hierfür sind die erwähnten Entwicklungsdimensionen der Grundfähigkeiten (4 Bereiche der Erkenntnis- und Liebesfähigkeit) in ihrer individuellen Ausgestaltung: Als Resultate entstehen Verhaltensbereitschaften und -weisen mit ihren affektiven und emotionalen Komponenten, welche in die als Schlüsselkonflikt bezeichnete Dichotomie Höflichkeit–Ehrlichkeit einmünden:

- Die Höflichkeit führt zur Anpassung mit dem Preis des Triebverzichts und der emotionalen Reaktion *Angst.*
- Die Ehrlichkeit als Fähigkeit zu sich selbst zu stehen und sich zu behaupten, beinhaltet das Begleitrisiko der *Aggression.* Dieser Schlüsselkonflikt wird als zentrale »Schaltstelle« bezeichnet, in der sich die weitere Richtung der Konfliktverarbeitung entscheidet. In unserem Modell sehen wir die Schaltstelle Höflichkeit–Ehrlichkeit als engsten Berührungspunkt zum folgenden Modell der Symptomentstehung: Dem Reaktionstypus der Höflichkeit entspricht bei der endokrinen und Neurotransmitterverarbeitung im ZNS die Reaktion der *Angst;* dem Reaktionstypus der Ehrlichkeit entspricht im ZNS als Verarbeitung die *Aggression* (vgl. Abbildung im Anhang).

d) Neurophysiologie: Die o.b. Stoffwechselvorgänge betreffen den Gesamtorganismus, insbesondere Hormonsystem und vegetatives Nervensystem. Bei emotionalen Prozessen sind sowohl zentrale als auch periphere Strukturen betroffen. Funktionelle Störungen entstehen, sowie Organ- und Psychosyndrome.

Die Austauschprozesse zwischen den verschiedenen Stadien dieses Modells sind dynamisch zu denken und funktionieren über stetige Rückmeldungen, die konfliktinduzierend, aber auch konfliktreduzierend wirken können. Übersteuerte Regelkreise können beispielsweise einen Einfluss von Mikrotraumen über die subjektive Belastungsgrenze hinaus potenzieren (neurotischer Wiederholungszwang). Andererseits beinhaltet das System der ständigen Rückmeldung auch die Möglichkeit des therapeutischen Eingreifens.

S.a. Anhang

Konfliktverarbeitung, Vier Formen der (Dealing with conflict, four forms of)
Trotz aller kulturellen, sozialen Unterschiede und der Einzigartigkeit eines jeden Menschen ist zu beobachten, daß alle Menschen auf typische Formen der K. zurückgreifen. Probleme kommen in folgenden vier Formen zum Ausdruck, denen analog vier *Medien der Erkenntnisfähigkeit* zugeordnet werden. Sie lassen erkennen, wie man sich und seine Umwelt wahrnimmt und auf welchem Weg der Erkenntnis die Realitätsprüfung erfolgt.

- *Körper* (Mittel der Sinne);
- *Leistung* (Mittel des Verstandes);
- *Kontakt* (Mittel der Tradition);
- *Phantasie* (Mittel der Intuition).

Diese Formen der K. sind relativ weitgefasste Kategorien, die ein jeder mit eigenen Vorstellungen, Wünschen und Konflikten füllt.
Z. B.: Ein Vater reagiert durch Flucht in die Arbeit (Leistung), eine Mutter reagiert durch Rückzug, Meidung sozialer Kontakte (Kontakt), ein Kind reagiert durch körperliche Symptome (Körper). Diese unterschiedlichen Reaktionsweisen können zu Kommunikationsschwierigkeiten führen.
Jeder entwickelt seine eigenen Präferenzen, wie er auftretende Konflikte verarbeitet. Welche Formen der K. bevorzugt werden, hängt im Wesentlichen von den Lernerfahrungen in der Kindheit ab. Die vier Reaktionsformen werden in der konkreten Lebenssituation durch typische Konzepte modelliert.
Allgemeine Fragen zu den vier Formen der K.:

1. Wie reagieren Sie auf Probleme? Durch körperliche Symptome, durch Leistung, suchen Sie Hilfe bei anderen Menschen, oder flüchten Sie in die Phantasiewelt?
2. Was gilt für Sie? Ich glaube, was ich sehe; ich glaube, was ich verstehe; ich glaube an das, was – z. B. durch die Eltern – überliefert ist; ich glaube an das, was mir spontan einfällt.
3. Was war das *Motto* zu Hause? (z. B. Essen und Trinken hält Leib und Seele zusammen. Kannst du was, dann bist du was. Was sagen die Leute? Alles liegt in Gottes Hand.)

Zur Anwendung der vier Formen der Konfliktverarbeitung s. PFT, S. 91 ff.

Konfliktsituation (Conflict situation):
Eine Situation, in der unlösbar scheinende Probleme zu Krankheitssymptomen führten. Tatsächlich wird durch die besondere Situation lediglich ein psychischer Konflikt *aktualisiert*. Sie kann sowohl die Aktualfähigkeiten betreffen (AK) oder die Grundfähigkeiten (GK).
Auch ein Zustand lange bestehender Spannung, der durch die Unvereinbarkeit verschiedener Erlebnisbereiche (z. B. Offenheit* und Höflichkeit*), Ich-Zustände (z. B. Über-Ich und Es), des Individuums mit seinem sozialen Umfeld oder seinem Glauben bedingt ist und aufrechterhalten wird.
Die PPT sieht im Konflikt Potentiale, die durch die verschiedenen Konzepte (Mikrotraumen*, Aktualkonflikt*, Grundkonflikt*) zunächst sichtbar und dann lösbar gemacht werden können.
S. a. Aktualkonflikt*, Grundkonflikt*, Innerer Konflikt*

Kontakt (Contact):
Definition und Entwicklung: Die Fähigkeit, soziale Beziehungen aufzunehmen und zu pflegen. Sozialer K. kann sich auch auf Tiere, Pflanzen oder Dinge richten. Als Auswahlkriterien für den K. fungieren die anderen Aktualfähigkeiten: Man erwartet von einem anderen Höflichkeit, Pünktlichkeit und Ordnung, Beschäftigung mit bestimmten Interessensgebieten etc. und sucht sich Partner, die diesen Kriterien entsprechen.
Synonyme: Unterhaltend, umgänglich, begegnen, treffen, näher bringen, Gedankenaustausch, Beratung, Annäherung, Tuchfühlung, Berührung.
Störungen: Hemmungen, Unsicherheit, Misstrauen, Überempfindlichkeit, Kontaktarmut, überhöhte Erwartungen, Isolation, Einsamkeit, Flucht in die Geselligkeit, finanzielle Schwierigkeiten, Massenbildung, Depressionen, Generationsprobleme, trankskulturelle Schwierigkeiten.
Verhaltensregulative: Es reicht allerdings nicht, Kontaktbedürfnisse nur zu artikulieren, sondern man muß etwas *unternehmen*. Kontakte knüpfen und Beziehungen pflegen kann erlernt werden; Kontakt*training* allein nutzt wenig.

Konzepte (Concepts):
Die Einstellungen zu den Aktualfähigkeiten und den Medien der Liebes- und Erkenntnisfähigkeit sind K., die das Verhalten eines Menschen ausmachen. Konfliktsituationen in einer Partnerschaft lassen sich als Konflikte zwischen voneinander abweichenden Bewertungsmustern beschreiben. Diese Bewertungsmuster sind relativ stabil. Insofern sie sich unmittelbar

auf ein aktuelles Verhalten beziehen, bezeichnen wir sie als *Aktualkonzepte**.

Ein *Grundkonzept** deckt weite Verhaltensbereiche ab und umfasst die gesamte Persönlichkeit. Das Grundkonzept beschreibt, wie jemand auf Konflikte reagiert, und bestimmt großteils seine Möglichkeiten, Konflikte zu verarbeiten. Das Grundkonzept stellt somit ein umfassendes Bezugssystem dar, in dessen Rahmen Erlebnisse bewertet werden. Meist bestehen mehrere Grundkonzepte nebeneinander, die durchaus auch widersprechen können.

Krankheitsbezeichnung (Terms of illness):
Umgangssprachlich wird ein Kranker nicht selten verächtlich als »Neurotiker«, »Schizophrener« oder »Psychopath« bezeichnet. Das kann für den Betroffenen weitreichende Folgen haben. Ein vermeintliches Krankheitsbild wird generalisiert und ein Gleichheitszeichen zwischen Symptom und Person gesetzt. Man verwechselt »eine Krankheit haben« oder »krank sein« mit »ein Kranker sein«, »sich neurotisch verhalten« mit »ein Neurotiker sein.«

Krankheitsvorstellung (Concepts of illness):
Die historische Betrachtung des Krankheitsbegriffs zeigt, dass die heute gültigen Einstellungen zu Krankheiten und psychisch erkrankten Menschen unter verschiedenen Gesichtspunkten beschrieben werden können. Im Einzelnen sind folgende Modelle zu nennen: *Das Vergötterungsmodell, Das Dämonenmodell, das Sündenmodell, das Stigmamodell, Das genetische Modell, das Willensmodell, das medizinische Modell und das Umweltmodell.* (Vgl. PPT, S. 32ff.)

Kriminalität (Criminality):
PPT: Kennzeichnend ist die positive Beziehung zum Ich, zu einem bestimmten Du oder einem begrenzten Wir. Die Fähigkeit, sich über Verhaltensregeln hinwegzusetzen, Fleiß/Leistung, Pünktlichkeit, Gewissenhaftigkeit, Genauigkeit für ein gesetzwidriges Ziel einsetzen.
Ausbaufähig: Beziehung zum Wir, Ur-Wir, Sparsamkeit, Gerechtigkeit, Liebe, Ehrlichkeit, differenzierte Betrachtung der nahen und ferneren Zukunft; an die Folgen denken.

Kulturpsychologie (Cultural psychology):
Die K. hat nachgewiesen, dass es überall dort, wo man den Zeitfaktor nicht berücksichtigt, zu Fixierungen und unangemessenen Versuchen von Realitätsbewältigung kommt – in Politik, Wissenschaft und Religion.
Als Beispiel die Wissenschaft; obwohl sie gemeinhin zu neuen Erkenntnissen führt, finden sich gerade hier nicht selten dogmatische Fixierungen, die sich gegen neue, zeitgemäße Erkenntnisse wenden. (Vgl. PPT, S. 31 ff.)

Lebensstil in Individualpsychologie (Life style):
Alfred Adler stellt drei große Themen der Persönlichkeitsentwicklung in den Vordergrund: Das Streben nach Überlegenheit, seine Steuerung, den Minderwertigkeitskomplex, seine Bekämpfung und schließlich das Gemeinschaftsgefühl und die Hindernisse seiner Herausbildung. Seiner Ansicht nach lässt sich bei jedem Menschen, auch wenn das Verhalten noch so widersprüchlich erscheint, eine durchgehende Linie, der »Lebensstil«, feststellen. Der Begriff umfasst die Gesamtheit aller Gewohnheiten, Einstellungen und Erwartungen eines Menschen; er ist das Ergebnis eines Formungsprozesses eines Individuums, durch Familie und Gesellschaft geprägt.

Lerntheorie (Learning Theory):
Die Verhaltenstherapie (Behavior therapy) basiert auf der L., nach der das Verhalten im Sinne eines Reiz(S)-Reaktions (R)-Modells gelernt wird; diese Theorie wurde in einer Reihe wissenschaftlicher Experimente überprüft und bestätigt. Die Verhaltenstherapie sieht Symptome als unangepasste Reaktionen an und betrachtet sie als Beweise für falsches Lernen. Heilung wird durch Behandlung des Symptoms erreicht, d.h. durch Löschung unangepasster und Aufbau erwünschter Reaktionen. Die Symptombehandlung führt nach Eysenck zu anhaltenden Besserungen, vorausgesetzt, dass sowohl vegetative als auch bedingte Reflexe des Bewegungsapparates gelöscht werden. Die Lerntheorie unterstellt den Neurosen keinerlei »unbewusste« Ursachen, sondern betrachtet neurotische Symptome als erlernte Gewohnheiten.

Libido (Libido):
Für die Psychoanalyse ist die Sexualität (Libido) ein Basisphänomen und als Trieb eine der wesentlichen Quellen menschlicher Energie. Libidostö-

rungen manifestieren sich in psychischen und psychosomatischen Symptomen.
In der PPT-Theorie ersetzen die beiden Grundfähigkeiten – Erkenntnis- und Liebesfähigkeit – die Freudsche Libidotheorie.
Hier ist die Libido gewissermaßen als energetischer Anteil in den Grundfähigkeiten angelegt.
S. a. Bewusstes*, Unbewusstes*

Liebe (Love):
Definition und Entwicklung: Die Fähigkeit zu positiven emotionalen Beziehungen in unterschiedlicher Gradabstufung. Liebe beinhaltet kein einheitliches Verhalten: Man hat die Fähigkeit, einen anderen zu lieben, und die Fähigkeit, sich so zu verhalten, um deswegen geliebt zu werden. Die Empfehlung, einem Kind mehr L. zu geben, hilft wenig, wenn die Kenntnis darüber fehlt, in welchem Bereich ein Liebesdefizit vorliegt und welchem emotionalen Bereich daher besonderer Wert beizumessen ist. Die vordringlichsten Äußerungsformen von L. in der Erziehung sind: Vorbild, Geduld, Zeit.
Synonyme: Sich finden, an jemandem hängen, jemanden gern haben, mögen, gut zu ihm sein, für ihn etwas übrig haben.
Störungen: Angst vor Liebe bzw. Liebesentzug, Unsicherheit, Misstrauen; Eifersucht, übertriebene Erwartungen, Launen, gefühlsmäßige Enge, Sexualstörungen, Kontaktarmut, emotionale Vesandung.
Verhaltensregulative: Wenn man seinen Partner liebt, verhält man sich auch so, um geliebt zu werden? Wenn man sich so verhält, um geliebt zu werden, ist man in der Lage, Liebe und Zärtlichkeit zu geben? Welche Aktualfähigkeiten sind für einen selbst Kriterien dafür, ob man seinen Partner akzeptieren und lieben kann?

Liebesfähigkeit (Capacity to love):
Die Fähigkeit zu lieben und geliebt zu werden. Die Entwicklung der Erkenntnisfähigkeit korreliert mit Erfolg und Misserfolg, die jemand erlebt. Die Emotionalität eines Menschen kann man als Ausdruck der L. bezeichnen, z. B. dem Kind Liebe und Lob zu geben – oder aber mit Liebesentzug zu reagieren. Dabei sind zwei Komponenten von Bedeutung: die Fähigkeit, aktiv emotionale Beziehungen aufzunehmen (zu lieben), und die Fähigkeit, emotionale Zuwendung zu akzeptieren und zu ertragen (geliebt zu werden). Die Liebesfähigkeit ist nicht gleichgültig gegenüber dem, worauf sie sich richtet: Wenn wir etwas lernen, er-

werben, schaffen, hängt der Zweck und der Sinn dieser Tätigkeit davon ab, für was und wen dies geschieht: für uns selbst, für unseren Partner und unsere Angehörigen, für unsere Interessengruppen, Staaten, Nationalitäten? Für die Menschheit? Für die unmittelbare und ferne Zukunft? Oder gegen sie? *Die Liebesfähigkeit führt in ihrer weiteren Entwicklung zu den primären Fähigkeiten wie Liebe, Vorbild, Geduld, Zeit, Kontakt, Sexualität, Vertrauen, Zutrauen, Hoffnung, Glaube, Zweifel, Gewissheit und Einheit.*

Liebesfähigkeit, Medien der (Modes of the capacity to love): Wir unterscheiden vier Medien der L., sie charakterisieren die Grundbeziehungen, die jeder Mensch in irgendeiner Form eingeht.
- die Beziehung zum Ich,
- die Beziehung zum Du,
- die Beziehung zum Wir,
- die Beziehung zum Ur-Wir.

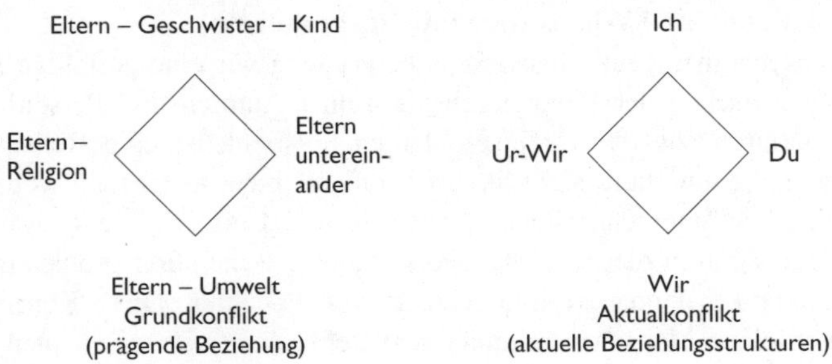

Die Vorbild-Dimensionen und die Entwicklung der vier Medien der Liebesfähigkeit

Auf die Entwicklung jeder dieser Beziehungen nimmt eine charakteristische Vorbild-Dimension Einfluss. Vorbild-Dimension für die Beziehung zum *Ich* ist das Verhältnis der Eltern und Geschwister zu einem selbst; für das *Du* die Beziehung der Eltern untereinander; für das *Wir* die Beziehung der Eltern zur Umwelt und für das *Ur-Wir* die Beziehung der Eltern zu Religion/Weltanschauung. Die Eltern bzw. Geschwister sind in der Kleinfamilie für ein Kind primäre Bezugspersonen und stellen damit Prototypen für Formen der sozialen Beziehungen bereit.

Life events (Life events):
Lebensereignisse: Um die Bedeutung der aktuellen Situation, des aktuellen Konfliktes, zu erfassen ist es wichtig in Erfahrung zu bringen, welche lebensverändernde Ereignisse (Verlust eines nahen Angehörigen, Krankheiten, Tod, Scheidung, berufliche Veränderungen, finanzielle oder soziale Belastungen, Ortveränderungen, Entwurzelung, etc.) die Person durchgemacht hat. In der Stressforschung untersucht man, welche Verarbeitungskonzepte zum Repertoire der jeweiligen Person gehörten, bzw. welche Konflikte nicht aufgearbeitet wurden.
In der PPT wird nach *Life events* zu Beginn der Therapie gefragt und als Mikro- oder Makrotraumen aufgelistet; dabei werden die Lebenskonzepte bzw. -motti erfragt und durch den Aktualkonflikt – Grundkonflikt – innerer Konflikt dargestellt. In der 5-stufigen Behandlungsstrategie werden sie nach einem Therapieplan aufgearbeitet.
S. a. S. 169

Literarische Konzepte: Wer ist Ihr Lieblingsautor? (Literary concepts: Who is your favorite author?):
In der psychotherapeutischen Praxis beobachten wir eine auffällige Beziehung zwischen der Bevorzugung einzelner Autoren und Persönlichkeitsstrukturen bzw. Beziehungsproblemen. So konnte bei einer Reihe von Patienten, die eine tiefe Identifikationskrise erlebten, festgestellt werden, dass ihre Lieblingsschriftsteller Nietzsche und Hermann Hesse waren. Vertreten waren in dieser Gruppe Patienten mit Generationsproblematik, Alkoholkranke, depressive und schizophrene Patienten. Diese Konzepte begleiten einen Menschen mitunter sein Leben lang oder erscheinen typisch für Reifungskrisen. Verflochten mit der jeweiligen Lebensgeschichte werden sie zu charakteristischen Merkmalen, anhand deren ein »Psychogramm« als Konzept* skizziert werden kann.
Die Bevorzugung eines Schriftstellers oder einer bestimmten Literaturgattung ist zwar kein eindeutiger diagnostischer Hinweis, es geht bei der Erhebung literarischer Konzepte zum einen um eine Hilfe für ein besseres Verständnis, zum anderen kann sie zum Vergleich und der Auseinandersetzung zwischen literarischem K. und der Lebensgeschichte des Patienten dienen.

Logotherapie (Logotherapy):
V. Frankl (1959), stellt als Ursache für Neurosen die unbefriedigend beantwortete Sinnfrage hin (vgl. Existenzanalyse*).

Die L. legt den Schwerpunkt auf den Willen zum Sinn. Frankl spricht von der existentiellen Frustration, die einen Menschen am Sinn seines Lebens zweifeln läßt. Im Gegensatz zu S. Freud (Briefe 1873–1939, 1960): »Im Moment, da man nach Sinn und Wert des Lebens fragt, ist man krank ...«, betont Frankl: »Wer um einen Sinn seines Lebens weiß, dem verhilft dieses Bewußtsein mehr als alles andere dazu, äußere Schwierigkeiten und innere Beschwerden zu überwinden.« (1955). Trotz seiner grundsätzlichen Unterscheidung zwischen Therapie und Religion sieht er einen wesentlichen psychotherapeutischen Erfolg darin, dass »ein Patient im Laufe der Psychotherapie zu längst verschüttet gewesenen Quellen einer ursprünglichen, unbewußten, verdrängten Gläubigkeit zurückfindet«. Das therapeutische Grundprinzip besteht darin, hinter den Erlebnissen, Verhaltensweisen und Störungen den Sinn, Logos, zu finden.

Lustprinzip (Pleasure principle):
Sigmund Freud geht in seiner Theorie auf einen Grunddualismus zurück, dessen einen Anteil er im dynamischen Bereich einer Persönlichkeit, dessen anderen er in den auf dem Individuum lastenden Sachzwängen und gesellschaftlichen Forderungen sieht. Er unterscheidet so zwischen *Lustprinzip* und *Realitätsprinzip*. Danach wird der psychische Apparat davon beherrscht, Lust zu gewinnen und Unlust zu vermeiden. Dieses Prinzip ist in der frühen Kindheit unmittelbar erkennbar, da die Befriedigung kindlicher Bedürfnisse auf kürzestem Wege angestrebt wird. Das Ausbleiben der Befriedigung durch die Realität zwingt zu einer Modifikation des Lust- durch das Realitätsprinzip. Das L. wird aber nie vollständig durch das Realitätsprinzip ersetzt. Es ist ein ökonomisches Prinzip, da es mit einer Verringerung der Reizmenge in der Psyche verbunden ist.

Magenulcus (Stomach ulcers):
PPT: Ausgeprägtes Verhalten zu Fleiß/Leistung, Zutrauen und Zweifel gegenüber einzelnen Aktualfähigkeiten.
Ausbaufähig: Ordnung, Pünktlichkeit, Zeit (z. B. regelmäßiges, langsames Essen), Höflichkeit, Ehrlichkeit, Vertrauen, Kontakt.
Diesem Krankheitsbild ist im Buch PSS ein eigenes Kapitel gewidmet.

Manie (Mania):
Endogen entstehende, heitere Verstimmung, die mit der endogenen Depression zusammen die manisch depressive Erkrankung bildet.
Heitere Grundstimmung, unbegründeter strahlender Optimismus, Gehobensein aller Lebensgefühle, manchmal mit Gereiztheit, Antriebsüberschuss, Enthemmung, Selbstüberschätzung und gesteigertes körperliches Wohlbefinden.
PPT: Stark ausgeprägtes Kontaktbedürfnis, finanzielle Großzügigkeit, hemmungsfreie Phantasie, Mittel der Sinne, Vertrauen und Zutrauen.
Ausbaufähig: Sparsamkeit, die Beziehung zum Ich, Du, Wir, Ehrlichkeit, Genauigkeit und Zuverlässigkeit.

Masochismus in Psychoanalyse (Masochism):
(Sexueller) Lustgewinn durch Erdulden von Schmerzen und Demütigungen (nach Freud).
PPT: Bezieht sich nicht nur auf die Sexualität, sondern kann in Verbindung mit einzelnen Aktualfähigkeiten auftreten. Z. B.: Neigung, unpünktlich zu sein und aus der Bestrafung für Unpünktlichkeit Bestätigung zu beziehen.

Masturbation (Masturbation):
Sexuelle Selbstbefriedigung
PPT: Positive Beziehung zum Ich, zum eigenen Körper.
Ausbaufähig: Die Beziehung zum Du, zur partnerschaftlichen Sexualität, Ehrlichkeit und Sauberkeit.

Mikro- und Makrotraumen (Micro- and macrotrauma):
Im psychologischen Sinn sind einseitige Lernerfahrungen, die sich immer wiederholen, Mikrotraumen. Die Vielzahl verletzender Erfahrungen, vor allem hinsichtlich der Aktualfähigkeiten und der Medien der Grundfähigkeiten, führt dazu, dass einzelne Persönlichkeitsbereiche für Konflikte sensibilisiert werden. Das fortwährende Ansprechen dieser empfindlichen Bereiche (z. B. Unpünktlichkeit bei einem Partner, für den Pünktlichkeit sehr wichtig ist) führt zu Spannungen, die sich über das vegetative Nervensystem, Hormonsystem und Organsystem verselbständigen können. Der Einfluss spezifischer Reize auf besonders sensibilisierte Persönlichkeitsbereiche wurde im Zusammenhang mit der Herzfunktion nachgewiesen (Peseschkian, 1975). Es geht nicht um »allgemeinen« Stress oder einen »stressanfälligen« Menschen, sondern man unterscheidet, welche Aktualfähigkeiten besonders stressempfindlich bzw. widerstandsfähig gegen

Stress sind. Stress ist somit abhängig von erlernten psychosozialen Normen, die als Einstellungen, Erwartungen und Verhaltensstile mit dem emotionellen Leben korrespondieren. Ein Patient, den fortgesetzte Unordnung in der Wohnung in dauerhafte emotionale Erregung versetzt und Stressreaktionen zeigt, kann in bezug auf Pünktlichkeit, Sparsamkeit, Treue und Höflichkeit erstaunlich stresstolerant sein.

Mikrotraumen-Theorie (Microtrauma theory):
Die M. ist ein initialer Gedanke der PPT. Normalerweise erwartet man, dass jemand, der unter einer psychischen Störung leidet, etwas Schreckliches, Grauenvolles, Erschütterndes erlebt haben muß. Kann man nichts derartiges nachweisen, neigen nicht nur Laien, sondern auch Ärzte dazu, den Betroffenen für einen eingebildeten Kranken, einen Simulanten oder Psychopathen zu halten. Nicht wenige Therapeuten fühlen sich da nicht in der Lage, diesen Menschen zu therapieren.
Die Differenzierungsanalyse dagegen weist auf einen Sachverhalt hin, der an einem Beispiel aus der Neurologie verdeutlicht werden kann: Es ist bekannt, daß *ein* K.-o.-Schlag für einen Boxer mitunter weniger gefährlich ist als eine Reihe von Kopftreffern, die Mikrotraumen erzeugen.
Mikrotraumen oder positiv gewendet, Mikroerfahrungen, modellieren unsere Gewohnheiten. ›Kopftreffer‹, also Mikrotraumen, werden in Erziehung und partnerschaftlicher Beziehung, aber auch im Beruf fortwährend »gelandet«. Durch solche Mikrotraumen entstehen ›empfindliche‹ oder ›schwache‹ Stellen, die zu Konfliktpotentialen werden. Oft erkennt der (Konflikt-)Partner sogar mehr oder weniger bewußt diese schwachen Stellen und benutzt sie als Zielscheibe seiner Aggressionen. So kann es durch einen aktuellen äußeren Konflikt, durch einen scheinbar nichtigen Anlaß, zu einem ›Knacks‹ gerade in dem Bereich kommen, der durch die beschriebenen Mikrotraumen hierfür besonders anfällig ist. Sogenannte Lappalien potenzieren sich unter gewissen Bedingungen, bis sie schließlich dramatische Ausmaße annehmen. Kleinigkeiten pflanzen sich durch »Zellteilung« fort, geraten schließlich außer Kontrolle. Sie sammeln sich so lange an, bis ein unterschwelliger Konflikt akut wird. Ebenso, wie Wasser nicht sofort kocht, entstehen Konflikte und psychosoziale und psychosomatische Störungen nicht »aus heiterem Himmel«. Ein grundsätzliches Problem bei Mikrotraumen ist ihre scheinbare Geringfügigkeit und die stillschweigende Annahme, daß sie kaum größere Ausmaße annehmen könnten. Weil man Mikrotraumen nicht als hinreichende Konfliktursachen anerkennen möchte, sucht man ständig nach anderen Konflikten, die ir-

gendwie *tiefer* liegen sollen. Man bemüht relativ komplizierte theoretische Zusammenhänge, ohne allerdings die Möglichkeiten der vermeintlichen Oberfläche voll ausgeschöpft zu haben.
Mikrotraumen haben eine potenzierende Wirkung, es vollzieht sich ein Umschlagen von Quantität (Ansammlung verletzender Ereignisse) in Qualität (psychosoziale und psychosomatische Verarbeitung). Die Mikrotraumen prägen das, was die typische Persönlichkeit ausmacht, im Sinne von »Steter Tropfen höhlt den Stein«. Mikrotraumen werden im Bereich der Aktualfähigkeiten zugefügt, diese zu erkennen ist eine wesentliche Voraussetzung präventiver Psychotherapie. (Vgl. PPT, sowie »Steter Tropfen höhlt den Stein«.)

Minderwertigkeitskomplex (Inferiority complex):
S. unter Individualpsychologie*

Missverständnis (Misunderstanding):
Zwischenmenschliche Beziehungen und Interaktionen vollziehen sich nicht nur als Austausch objektiver Informationen. Vielmehr schwingen in dem, was wir sagen, Erwartungen, vorhergehende Erfahrungen und Einstellungen mit, die unserer Aussage und unserem Verständnis einen eigenen Akzent geben. Ebenso wie wir den Informationen eine eigene Bedeutung verleihen, erhalten auch die Verhaltensweisen unseres Partners subjektiven Charakter. Das führt dahin, dass wir nicht immer das meinen, was wir sagen, und unseren Partner nicht so verstehen, wie er verstanden werden will. Dies bezeichnen wir als M. M. maskieren unsere Aussagen, unser Verhalten und unsere Bedürfnisse und werden damit zu Konfliktpotentialen. Sie sind gewissermaßen Windmühlenflügel, gegen die man anrennt, die jedoch keineswegs die Dämonen und Riesen sind, gegen die man eigentlich kämpfen wollte. *Die Funktion, auf der Missverständnisse beruhen, ist die Unterscheidung. Allerdings unterscheiden wir nicht alle in der gleichen Weise.*
M. dienen als Abwehrmechanismen. So kommt es, dass die Ansichten zweier Menschen über denselben Gegenstand nicht deckungsgleich sind und beide etwas meinen, was dem Partner nicht unmittelbar zugänglich sind. Diese M. ergeben sich bereits bei einfachen Sinneseindrücken:
z. B.: physikalische Temperaturmessung versus subjektive Temperaturempfindung. Was sich hier zeigt, findet sich in allen Bereichen des menschlichen Verhaltens und Erlebens wieder. Jeder von uns verfügt über eine große Anzahl von Bewertungsschemata, nach denen wir ein Ereignis

als gut oder schlecht, angenehm oder unangenehm, positiv oder negativ einordnen. Auseinandersetzung erfordert Annäherung unserer Konzepte an feststehende Sachverhalte. Beim Aufeinandertreffen erweisen sich einzelne Unterscheidungen als einseitig und damit konfliktträchtig. Eine einseitige Bevorzugung einzelner Aspekte geht unter bestimmten Bedingungen an den eigenen Bedürfnissen, an denen der Partner, an der sozialen Situation oder dem sich stellenden Problem vorbei. Damit werden sie zu *fixierten* M.

Nach psychotherapeutischer Erfahrung bestätigt sich immer wieder der Eindruck, dass der Großteil psychischer, psychosozialer und psychosomatischer Störungen auf Missverständnisse zurückgeht. Dies bedeutet, dass weniger objektive Geschehnisse pathogen wirken, als vielmehr ihre subjektiven Bewertungen und die Unterschiede bei sozialen Partnern. Ziel der Darstellung und Klärung von M. ist es, für konflikthafte Einstellungen und Erwartungen zu sensibilisieren. Sie finden sich in der Erziehung, also dort, wo Aktualfähigkeiten und Medien der Grundfähigkeiten vermittelt werden, genauso wie in partnerschaftlichen Beziehungen, im Gruppenverhalten oder in Auseinandersetzungen zwischen Völkern und Staaten, woraus die meisten kriegerischen Auseinandersetzungen resultieren.

Folgende Missverständnisse werden in den Büchern »Psychotherapie des Alltagslebens« und »Positive Psychotherapie« ausführlich dargestellt.

1. Missverständnis: Erziehungsstil und Erziehungsinhalt
2. Missverständnis: Relativität der Werte
3. Missverständnis: Dimension von Zeit und Menschenbild
4. Missverständnis: Entwicklung, Fixierung
5. Missverständnis: Identitätskrise und Persönlichkeitsentwicklung
6. Missverständnis: Mensch – Tier
7. Missverständnis: Angeboren – Erworben
8. Missverständnis: Einzigartigkeit – Gleichheit
9. Missverständnis: Das Unbewusste und das Bewusste
10. Missverständnis: Identifikation – Projektion
11. Missverständnis: Generalisierung – Differenzierung
12. Missverständnis: Urteil – Vorurteil
13. Missverständnis: Mann und Frau
14. Missverständnis: Gerechtigkeit – Liebe
15. Missverständnis: Sexualität – Liebe
16. Missverständnis: Karikaturen der Liebe
17. Missverständnis: Einheitsverlust und Integration
18. Missverständnis: Gesundheit und Krankheit

19. Missverständnis: Glaube – Religion – Kirche
20. Missverständnis: Bedingtes und bestimmtes Schicksal
21. Missverständnis: Tod und Einstellung zum Tod

S. a. Abwehr* und Abwehrmechanismen*

Mittel der Sinne (Instrumentalities of senses):
Das sind Körper und Sinne. Im Vordergrund steht das Körper-Ich-Gefühl und umfasst folgende Erlebnis- und Wahrnehmungsbereiche: Ernährung, Schlaf-Wach-Rhythmus, Zärtlichkeit und Sexualität, Bewegung, Sport, Tanzen und Yoga, Ästhetik, Körperbild, Krankheiten und Beschwerden, und die Wahrnehmungen der 5 Sinne.

Modelle zur Erklärung von Krankheiten und Störungen (Models of etiology of diseases):
1. *Das Beschreibungsmodell:* Die berufliche Situation eines Magengeschwür-Patienten wird nicht nur allgemein als berufliche Überforderung oder Stress beschrieben, sondern durch die Ausprägungen der Aktualfähigkeiten und Medien der Grundfähigkeiten und die entsprechenden Einstellungen, z. B. Betonung von Fleiß/Leistung, Sparsamkeit, Ehrlichkeit und mangelndes Vertrauen. Diese Beschreibungen erfassen hierbei die Symptome der Aktualfähigkeiten, auf die sie zurückzuführen sind. Die Spielformen der Aktualfähigkeiten finden sich nahezu exemplarisch in den drei Lebensbereichen *Sexualität (Partnerschaft), Beruf (Fleiß/Leistung) und Religion (Weltanschauungen).*
2. *Das Mikrotraumen-Modell*: Die Ansammlung verletzender Erfahrungen, vor allem hinsichtlich der Aktualfähigkeiten und der Medien der Grundfähigkeiten, führt dazu, dass einzelne Persönlichkeitsbereiche für Konflikte sensibilisiert werden. Das fortwährende Ansprechen dieser empfindlichen Bereiche (z. B. Unpünktlichkeit bei einem Partner, für den Pünktlichkeit sehr wichtig ist) führt zu Spannungszuständen, die sich über das vegetative Nervensystem, das Hormonsystem und das Organsystem verselbständigen können. Der Einfluß spezifischer Reize auf besonders sensibilisierte Persönlichkeitsbereiche wurde im Zusammenhang mit der Herzfunktion nachgewiesen (Peseschkian, 1975). Dabei wird nicht von generellem Streß ausgegangen, sondern die Streß-Situation wird in ihre Besonderheiten aufgeschlüsselt.
3. *Das Konfliktmodell:* Voraussetzung für die Entstehung von Störungen, seien sie psychosomatisch, psychoreaktiv oder psychotisch, ist der Kon-

flikt zwischen einander widersprechenden Einstellungen, Erwartungen, Werthaltungen und Verhaltensweisen.
4. *Das Risikomodell:* Die Aktualfähigkeiten und die Medien der Grundfähigkeiten brauchen nicht als unmittelbare Ursachen oder Auslöser somatischer Erkrankungen wirksam werden. Störungen können ebenso gut mittelbar über den psychosozialen, gesellschaftlichen und ökologischen Hintergrund eintreten.

Musik als Träger von Konzepten (Music as bearer of concepts):
Musik ist – wie Literatur – ebenfalls Träger von Konzepten. Der Musikstil erhält dabei psychosoziale Bedeutung und wird zum Kennzeichen unterschiedlicher Standpunkte. In diesem Sinne würden klassische Musik und Marschmusik strukturell zu einem Erwachsenen- oder Elternkonzept gehören. Beat-, Soul- und Folk-Musik zum Jugendkonzept. Auch kollektive, z. B. ethnische und nationale Konzepte können ihren Ausdruck in bestimmten Arten von Musik wie z. B. der Folklore finden. Musik spricht über ihre eigene Tradition die Sinne und die Intuition und damit die Emotion an und hat eine Vielzahl von Auswirkungen auf Gefühlssphäre und Stimmung: sie kann aufreizend, aggressionserzeugend, das Gefühl der Solidarität vermittelnd, anheimelnd, sentimental, ausgleichend, entspannend, beruhigend oder einschläfernd wirken. Allerdings hängt die Wirkung der Musik zu einem wesentlichen Teil vom erlernten Konzept ab.

Mythologie(n) (Mythology):
Jeder Mensch kultiviert Mythologie(n). Die M. beinhaltet ein Grundkonzept*. Dieses spiegelt in verdichteter Form den Grundkonflikt* wider: individuelle Lernvergangenheit und übernommene Traditionen. Es beruht damit nicht auf einem persönlichen Entschluss, sondern entstammt einer Entwicklung, die wir als »kollektive oder individuelle M.« bezeichnen. M. sind zum einen Konzepte, die sich vom Individuum losgelöst und in der Kommunikation und Tradition soziale Wirklichkeiten erlangt haben. Solche M. kommen in einer Vielzahl von Erscheinungsformen vor: als Stichworte (Höflichkeit), Sprichwörter (Leben und leben lassen), Dichtungen (Der Starke ist am mächtigsten allein), sprachliche Bilder (Jede dunkle Nacht hat ein helles Ende), Philosophien und Geschichten, Metaphern, Parabeln, Fabeln, Paradigmen und Lehrstücke. Auch selbsterlebte modellhafte Situationen können die Rolle von Konzepten übernehmen.
S. a. Geschichten* und Widerstände*

Naiv-primärer Typ (The naive primary type):
Darunter verstehen wir eine einseitige, undifferenzierte (naive) Überbetonung der primären Fähigkeiten und eine Unterforderung im sekundären Bereich. Im Vordergrund stehen Sinnesleben, sensorische Befriedigung, Intuition, auf sensorische Qualitäten gerichtete Phantasie und Tradition, vor allem die Familientradition, die als der Garant von Verbundenheit und Geborgenheit erlebt wird. Die emotionalen Beziehungen sind vor allem auf das Ich, das Du (den Partner) und die Familie gerichtet und so ist auch seine Bedürfnisstruktur, die als Spiegel jener Verbundenheit erscheint, die in seiner Erziehungssituation vorherrschte und von seinen Bezugspersonen an ihn herangetragen wurde. Mittel, diese Verbundenheit zu bewahren, ist oft eine übergroße *Höflichkeit*, die anderen vertrauenerweckend, mitunter aber schmeichlerisch und unangenehm, erscheint. Dabei sind folgende Ausprägungsformen zu beobachten:

Der wehleidige Typ	Der anspruchsvolle Typ	Der bescheidene Typ	Der Typ des Störenfrieds	Der sexuelle Erwartungstyp	Naiv-religiöse Beziehung

Formen des naiv-primären Reaktionstyps

Folgende psychische und psychosomatische Beschwerden können bei diesem Typ vorkommen: Ängste, Depressionen, Hemmungen, Angstträume, Antriebslosigkeit, Lustlosigkeit, grundloses Weinen, Traurigkeit, nichts anfangen können, innere Unruhe, Tagesschwankungen der Stimmung, Lärmempfindlichkeit, Reizbarkeit.
Abgeschlagenheit, Dickdarmentzündung, Asthma, Kopfschmerzen, Sexualstörungen, verschiedene Allergien, erhöhte Ermüdbarkeit, Beklemmungsgefühle, Schweißausbrüche, Appetitlosigkeit, Erschöpfungsgefühl, Schwindelgefühl, Erbrechen, Übelkeit, Schlafsucht.

Narzissmus (Narcissism):
Nach Narziss, der sich in sein Spiegelbild verliebte, Selbstliebe.
Nach Freud Durchgangsstadium in der Entwicklung der Objektbeziehungen während der prägenitalen Phase, wobei ein Unterschied zwischen Ich und Objekt noch nicht gemacht wird (primärer N.). Die ganze Libido wird dem Ich zugewendet. Normalerweise verbleibt nur ein Teil der Libido dem Ich, während das meiste äußeren Objekten zugewendet wird. Beim sekundären N. wird die Libido den Objekten entzogen und wieder dem

Ich zugeordnet. Dies ist bei der Regression eines Schizophrenen der Fall. N. und Objektlibido stehen normalerweise in einem reziproken Verhältnis zueinander.
PPT: Positive Beziehung zum Ich, bezogen auf körperliche Eigenschaften und Aktualfähigkeiten. Zeigt ehrlich, was er hat, unterdrückt nicht seine Fähigkeiten durch Bescheidenheit.
Ausbaufähig: Beziehung zum Du und zum Wir, Höflichkeit, Vertrauen und Kontakt.

Neurologe (Nervenarzt) (Neurologist):
Er behandelt Störungen, Verletzungen, Ausfälle und Erkrankungen des Nervensystems und einzelner Nerven. Als Krankheitsbilder finden sich hier: Lähmungen, Sensibilitätsausfälle, Hirntumoren, Verletzungen des Zentralnervensystems und der peripheren Nerven und Erkrankungen wie Ischialgie und Neuralgien. Die Therapie erfolgt zumeist durch Medikamente, Bestrahlungen, elektrotherapeutische Anwendungen und physiotherapeutische Maßnahmen.

Neurose(n) (Neurosis):
1. erstmalig von W. Cullen (1777) gebrauchte Bezeichnung für alle Erkrankungen des Nervensystems ohne nachweisbare Ursache. Im ganzen 19. Jahrhundert wurden in ähnlichem Sinne Organstörungen ohne Läsionen der Organstruktur verstanden die nach einem Organsitz bezeichnet werden.
2. von S. Freud so definiert: psychisch bedingte Gesundheitsstörung, deren Symptome unmittelbar Folge und symbolischer Ausdruck eines krankmachenden seelischen Konfliktes sind, der unbewusst bleibt. Die PA sieht N. als in der frühen Kindheit entwickelt, und daß die jeweilige Symptomatik aus einem Kompromiss zwischen den Wünschen und einer ihre Realisierung verhindernden Abwehr entsteht.
3. die Lerntheorie verwirft bisherige Neurosentheorien und betrachtet neurotische Symptome einfach als gelernte Gewohnheiten. So richtet sich die aus der Lerntheorie abgeleitete Verhaltenstherapie ausschließlich gegen das neurotische Symptom.
PPT: Aus Disharmonien in den notwendigen Beziehungen zwischen Körper, Umwelt und Zeit entwickeln sich Konflikte und N. Die N. definieren wir als gestörtes Verhältnis zur Wirklichkeit und somit als Einheitsverlust. Der Konflikt wird zur seelischen Dauerbelastung, wobei dem Körper zunächst nichts entzogen, sondern Systemfremdes hinzugefügt wird. Anders geartete

Ausprägungen von Aktualfähigkeiten können beunruhigend wirken; man ist gezwungen, sich mit »fremden« Eigenarten auseinanderzusetzen.
Die Ursachen für N. finden sich in der Kindheit, in Belastungen während der Entwicklung und in aktuellen Belastungssituationen. Neurosen beruhen auf Störungen innerhalb der primären und sekundären Fähigkeiten.

Nonisches Prinzip (»No diagnosis« principle):
Das nonische Prinzip beruht darauf, einen Begriff dadurch zu definieren, dass man sagt, was er *nicht* bedeutet (z.B. Herzfunktion: unauffällig, Abdomen: o.B., Psyche: unauffällig); man beschreibt durch negative Eigenschaften, verneint und setzt das Positive voraus. Selbst alltägliche Beschreibungen und Aufforderungen halten sich an das nonische Vorgehen. Es wird seltener gesagt, *was* man und *wie* man etwas machen soll; häufiger bekommt man zu hören, was man *nicht* machen soll.
Auch die sog. »Gebote« werden als »Verbote« ausgesprochen: Du sollst nicht lügen, nicht stehlen, etc.

Ödipus-Komplex (Oedipus complex):
Sigmund Freud meinte, Kern aller Neurosen sei der Ö., der aus dem Sexualwunsch nach dem andersgeschlechtlichen Elternteil und der Angst vor Bestrafung (Kastrationsangst) entsteht. »Der Ödipuskomplex bildet sowohl den normalen Höhepunkt der kindlichen Sexualentwicklung als auch die Grundlage aller Neurosen.« (O. Fenichel, 1945, S. 108).

Ordnung (Orderliness):
Definition und Entwicklung: Die Fähigkeit, seine Wahrnehmungen und seine Umgebung zu organisieren und zu gliedern. Sie orientiert sich an verschiedenen Bezugssystemen: verstandesgemäße, sachliche O., traditionelle O., intuitive, phantasievolle, romantische O., äußere und innere O. Auch das unordentliche Kind hat *seine* O. und *seinen* Ordnungssinn. O. wird über das Vorbild der Eltern, das soziale Umfeld und über Belohnung und Bestrafung erlernt. Die scheinbare Unordentlichkeit eines Kindes ist eine Stufe bei dem Versuch, seine Welt zu organisieren. Grundfunktion der O. ist das Differenzieren; man gewinnt über sie eine bestimmte Beziehung und Vertrauen zu den Dingen.
Synonyme: Disziplin, Systematik, Genauigkeit.
Störungen: Pedanterie, Kontrollzwänge, innere Unruhe, Verwahrlosung,

Aggressionen, Generationskonflikte, berufliche Störungen, Herz-, Magen- und Darmbeschwerden.
Verhaltensregulative: Grobe Einteilungen (Makroordnung) schaffen den notwendigen Überblick. Kisten für die Dinge, die man zur Zeit nicht braucht, verhindern das Chaos. Alles hat seinen Platz. Man findet Dinge dort, wo man sie hingelegt hat (Mikroordnung). Das Kind braucht eine eigene O., vor allem im Spiel.

Paranoia (Paranoia):
Systematisierter Wahn bei Klarheit des übrigen Denkens, Wollens und Handelns.
In der Antike allgemein für »Geistesstörung« verwandt, erfuhr der Begriff einen oft wechselnden Bedeutungsinhalt. Heutzutage bezeichnen viele Psychiater lediglich noch einen aus dem Charakter sich entwickelnden, also nicht schizophrenen, chronischen, systematischen Eifersuchts-, Beziehungs- oder Verfolgungswahn als P.
PPT: Eine ausgeprägte Beziehung zu isolierten Aktualfähigkeiten, wie Gerechtigkeit, Ehrlichkeit etc. Betonung des Verstandes, »isolierte Phantasie«.
Ausbaufähig: Beziehung zu den übrigen Aktualfähigkeiten, Phantasie, Verstand, Mittel der Sinne, Höflichkeit, Ehrlichkeit, Vertrauen und Hoffnung.

Partnertherapie (Partner therapy):
Als Alternative und Ergänzung der Einzelbehandlung kann die PPT auch als Gruppen- oder Partnerpsychotherapie durchgeführt werden.
Subjektive Faktoren (die Verbundenheit des Therapeuten, die Annahme des jeweils einen Familienmitgliedes und die positiven Ansätze) hinterlassen beim anderen positive und hoffnungsvolle Effekte und bewirken einen Standortwechsel; auch die vergleichende Objektivierung anhand der durchgeführten Tests (DAI* und WIPPF*) tragen zum Erfolg der Einbeziehung des (Konflikt-)Partners bei.

Penisneid (Penis envy):
PA: Das der Kastrationsangst beim Jungen entsprechende Gefühl ist das Gefühl der Benachteiligung beim Mädchen, weil ihm ein Penis fehlt. Es entwickeln sich intensive Gefühle der Scham, der Inferiorität und der Ei-

fersucht sowie Zorn gegen die Mutter, die zugelassen hat, dass sie ohne Penis geboren wurde (nach Brenner, 1967).
PPT: In dem, was als P. beschrieben wird, spielen zwei Schlüsselkonflikte eine Rolle: Das Missverständnis Mann–Frau, da nicht unbedingt anzunehmen ist, dass aus sich heraus und ohne kulturell bedingte Bewertung der Besitz eines Penis einen Vorteil darstellt. Zum anderen zeigt sich hier eine Gerechtigkeitsproblematik, bei der die Geschlechtsrolle in Verbindung mit einer erlebten Ungerechtigkeit steht und das Verhältnis zur individuellen Einzigartigkeit blockiert.

Persona (Persona):
(Lateinisch: Theatermaske) Aspekt der Persönlichkeit; Gesamtheit konventionellen Verhaltens. Aus dem Zusammenwirken von unbewusster Identifikation und bewusster Anpassung an Menschen und Situationen bildet sich eine Maske augenblicklichen Verhaltens. Introvertierte identifizieren sich stark mit einer Einzelperson, Extrovertierte passen sich leicht an die jeweilige Situation an.
C. G. Jung (1921) geht von einer allgemein psychischen Energie aus. Die seelische Dynamik ist durch Gegensätzlichkeiten wie Bewusstes und Unbewusstes, Denken, Fühlen, Empfinden gekennzeichnet. Jedes der Gegensatzpaare kann extra- oder introvertiert sein. Die ›Persona‹ umfasst die Haltung gegenüber der Außenwelt.

Phantasie (Phantasy):
Ph. ist die Imaginationsfähigkeit und die Fähigkeit schöpferischen Denkens, das sie zu einem wesentlichen Teil als intuitives Denken manifestiert, und mit der Intuition, der Assoziation und dem Traum in Verbindung zu stehen scheint. Andererseits ist sie eine Form der Konfliktverarbeitung. In der Psychoanalyse erscheint die Ph. im Zusammenhang mit der freien Assoziation; in der Verhaltenstherapie als Vorstellungsfähigkeit im Zusammenhang mit der Visualisierung von Konfliktsituationen bei der systemischen Desensibilisierung. Einzelne Aktualfähigkeiten können Phantasieinhalte werden. So kann die Vorstellung von Glaube, Sexualität oder die von Fleiß/Erfolg das intuitive Denken eines Menschen weitgehend ausfüllen. Dies findet sich bis hin zu bizarren Verzerrungen in Wahnbildern, in denen phantastische Zusammenhänge erlebt und konstruiert werden, die sich in der Regel auf spezielle Bewertungen der Aktualfähigkeiten und auch auf andere Medien beziehen. Unter diesem Aspekt lassen sich klassische psychiatrische Wahnbilder verstehen:

Eifersuchtswahn: Ph. im Zusammenhang mit Sexualität, Treue, Vertrauen und Mittel der Sinne.
Größenwahn: Ph. im Zusammenhang mit Religion, Leistung/Erfolg, Prestige, Sparsamkeit, Kontakt und Mittel des Verstandes.
Verfolgungswahn: Ph., Gerechtigkeit, Gehorsam (Auflehnung und Unterwerfung gegenüber als allmächtig empfundenen Autoritäten) und Mittel des Verstandes.
Die Eigenwilligkeit der wahnhaften Vorstellungen macht es allerdings schwer, den Wahnkranken und das, was er meint, zu verstehen. Als Folge davon verstärkt sich die Isolierung des Kranken und seiner Gedankenwelt. Um so wichtiger ist in der Therapie eine Identifikation mit der Erlebnis- und Gedankenwelt des Patienten Sofern eine Identifikation zu schwierig erscheint und auch für den Therapeuten etwas Bedrohliches darstellt, erweist sich eine *partielle* Identifikation als günstig. Dieses Vorgehen findet sich schon bei Avicenna (980–1037 n. Chr.).

Phobien (Phobias):
Unvernünftige, sich gegen bessere Einsicht zwanghaft aufdrängende Angst vor bestimmten Gegenständen oder Situationen.
Beispielsweise: Angst vor freien Plätzen (Agoraphobie), geschlossenen Räumen (Klaustrophobie) oder vor bestimmten Tieren. Das Verhalten des Betroffenen ist darauf ausgerichtet, die Angst durch Vermeidungsverhalten zu bekämpfen.
Psychische Ursache ist ein unbewusster Konflikt. Nach Freud ist phobische Angst ein vom Affekt her gegebenes Zeichen; die äußere Angst steht für die innere. Die angsterregenden Gegenstände oder Situationen regen oft in symbolischer Form verdrängte Wünsche und die Abwehrmechanismen dagegen an (nach Peters).
PPT: Die Fähigkeit, als bedrohlich erlebten Situationen und Objekten auszuweichen. Phobie ist isolierte Angst und verrät als solche einen unbewussten Kompromiß zwischen Person und Angstgegenstand.
Ausbaufähig: Das Verhältnis zu diesen Situationen und Objekten; zu Kontakt; den Bezug zum Ich, Du, Wir, Ur-Wir klären und Zutrauen zu den jeweiligen Aktualfähigkeiten aufbauen.

Positive Familientherapie (PFT) (Positive Family Therapy):
Die PFT stellt eine Erweiterung der PPT und damit die Anwendung der Konzepte der PPT auf die Familie dar und behandelt somit das gesamte Beziehungssystem Familie, auch wenn nur ein oder zwei Familienmitglie-

der zur Therapie gehen. Insbesondere die Wechselwirkung von Krankheit des einzelnen Patienten auf das Verhalten seiner Familie und umgekehrt werden analysiert und in Zusammenhang mit der persönlichen Entwicklung des Patienten im Rahmen der Familiendynamik gesetzt.
Die PFT lässt sich durch folgende 6 Punkte skizzieren:
1. Sie geht vom »positum«, d.h. vom Tatsächlichen und Vorgegebenen aus. Tatsächlich und vorgegeben sind nicht nur Störungen und Konflikte, die ein Familienverbund mit sich bringt, sondern auch die Fähigkeit, mit diesen Konflikten umzugehen. Bei der PFT gibt der Patient seine Patientenrolle auf und wird zum Therapeuten seiner selbst und seiner Umwelt (Selbsthilfe).
2. Für die PFT ist Krankheit nicht nur Merkmal eines einzelnen Menschen, sie ist auch ein Charakteristikum der Beziehungsqualität innerhalb der Familie und Gesellschaft. Die PFT bietet ein Grundkonzept für den Umgang mit sämtlichen Krankheiten und Störungen (universaler Charakter).
3. Transkulturelles Denken ist Grundlage der PFT. Dies gilt für den Menschen als Teil einer Gruppe und als Individuum. Jeder Mensch steht innerhalb der Kultur, in der er aufgewachsen ist. Ebenso hat jeder einen eigenen Erziehungsrahmen und damit eine eigene transkulturelle Problematik im Umgang mit seinen Mitmenschen (transkultureller Aspekt).
4. Ausgehend von der Frage, »was alle Menschen gemeinsam haben, und wodurch sie sich unterscheiden«, beschreibt die PFT ein Inventar von Konfliktinhalten. Diese wirken im Individuum ebenso wie in Familie und Gesellschaft. Die Konfliktinhalte sind die Grundlage des therapeutischen Instrumentariums der PFT (inhaltlicher Aspekt).
5. Da die PFT inhaltlich vorgeht, bietet sie ein Konzept, innerhalb dessen sich verschiedene Fachrichtungen und Methoden sinnvoll ergänzen können (metatheoretischer Aspekt).
6. Die PFT beinhaltet eine besondere Art des therapeutischen Denkens, in dessen Zentrum die Familie steht. Sie beschränkt sich jedoch nicht auf die Familie als therapeutische Einheit, sondern versucht auch, die Familienmitglieder als Individuen und gesellschaftliche Faktoren als Rahmenbedingungen in den therapeutischen Prozess einzubeziehen (Relativität der familiären Beziehungen).
Übertragen wir diese Überlegungen zur PFT auf den gesamten Bereich der sozialen Beziehungen, zu denen auch die Beziehungen von Gruppen, Völkern, Nationen und Kulturkreisen zueinander gehören, ließe sich mit viel Mut eine Gesellschaftstheorie entwickeln, die neben den ökonomischen

Bedingungen die Gestaltungsmöglichkeiten konkreter zwischenmenschlicher Beziehungen in den Vordergrund rückt.

Positive Sexualtherapie (Positive sex therapy):
(Aziz): Anwendung der Positiven Psychotherapie in Beratung und Therapie bei Sexualstörungen Einzelner oder eines Paares. Zunächst erfolgt anhand von sieben Kategorien eine Klärungsarbeit (Differenzierung):
1: Den Patienten fehlen Informationen über Partnerschaft und Sexualität; sie bedürfen einer sexualmedizinischen Information.
2: Patienten haben Wunsch nach Beratung (bei Problemen der Bindung, Distanz oder Nähe, Freiheit in der Partnerschaft, Identität, Verschmelzung, eigene bzw. gemeinsame Sexualität); sie bedürfen einer Sexualberatung.
3: Wenn Beziehungskonflikte diagnostiziert werden (dies können akute, kleinere Konflikte oder größere, aber auch ältere Konflikte sein) ist eine Kurzzeittherapie oder psychosomatische Grundversorgung angesagt.
4: Bei bestehenden somatogenen Störungen (körperliche Leiden und Krankheiten ohne psychische Konflikte), die sich aber im Sexualerleben zeigen, sind Körpertherapien zu empfehlen: Massagen, Yoga, Autogenes Training, Jacobsons Training.
5: Sexualstörungen im engeren Sinne (Lustlosigkeit, Impotenz, Erregungsstörungen, Anorgasmie) erfordern eine Sexualtherapie, evtl. mit psychotherapeutischer Begleitung.
6: Psychische Ursachen für Sexualstörungen (Ängste, Depressionen, Trauer, Wut, Traumen ohne eigentliche Sexualstörung) machen psychotherapeutische Behandlung erforderlich.
7: Bei Sexualstörungen und psychischen Störungen ist eine kombinierte Psycho-Sexualtherapie erforderlich.

Positive Übersetzung von Krankheitsbegriffen (Translation of conventional expressions for illness):
Medizinische, psychologische und psychiatrische Begriffe stehen in Bezug zu den Theorien und wissenschaftlichen Konzepten, von denen sie geprägt wurden, und haben Anteil an deren Geschichte. So erhält ein Begriff im Zusammenhang mit seiner Theorie eine Bedeutung, die sowohl die theoretischen Voraussetzungen als auch die diagnostischen Möglichkeiten und therapeutischen Folgen wiedergibt.
Ein Beispiel dafür ist der Begriff ›Angst‹. Genauso wie ein grüner Apfel für jemanden, der farbenblind und empfindlich gegenüber Säure ist, eine andere Bedeutung hat als für jemanden, der nicht farbenblind ist und die

Fruchtsäure als erfrischend empfindet, hat auch das Wort Angst je nach den theoretischen Konzepten eine andere Bedeutung. In der Inneren Medizin ist Angst zumeist lediglich ein Begleitsymptom anderer schwerwiegender Erkrankungen wie der Angina pectoris. Ein Chirurg muß diesen Faktor vor einer Operation berücksichtigen, und Medikamene einsetzen. In der Psychiatrie geht man differenzierter auf die Angst ein, sieht sie als Reaktion auf eine angsterregende Situation, als frei schwebende Angst oder als Begleitsymptom einer Depression, und setzt angstlösende Medikamente gezielt ein. Die Psychoanalyse sieht Angst als Folge eines Konfliktes zwischen verdrängten Inhalten, Triebansprüchen, internalisierten Forderungen und steuernden Ich-Funktionen. Für die Verhaltenstherapie ist Angst eine *erlernte* Reaktion mit vegetativer Beteiligung, die über lerntherapeutische Verfahren abgebaut werden kann. Obwohl alle Bezeichnungen letztlich das gleiche meinen, unterlegen sie verschiedenen Sinngehalten und ziehen damit unterschiedliche therapeutische Methoden nach sich.

Die PPT, die auf der Differenzierungsanalyse beruht, besitzt eine eigene Auffassung von Krankheiten und Störungen und ein Konzept, das sich in vieler Hinsicht von den bekannten Ansätzen unterscheidet und ein Umdenken in neue Begriffe und Einsicht in andere Bedeutungsinhalte von bekannten Begriffen erfordert. Dieses Umdenken rückt bekannte Phänomene in ein neues Licht und läßt damit andere Lösungsmöglichkeiten finden. Dies hat Konsequenzen für das therapeutische Vorgehen, den Umgang mit den Patienten, das Abstecken der Therapiemöglichkeiten und von psychohygienischen Maßnahmen.

Nachfolgend werden allgemeine Begriffe aus dem Bereich der Medizin, der Psychotherapie und der Psychiatrie positiv beschrieben, die neue Denkformen auch auf der Grundlage dieser Begriffe verständlich machen und damit Anregungen für Neuorientierungen bezüglich der Therapie geben. Zunächst wird die Krankheit in ihrer Bedeutung umgewertet und ihre positiven Aspekte werden berücksichtigt. Dann werden Hinweise gegeben (Ausbaufähigkeit), die sich in der Behandlung von entsprechenden Krankheitsbildern als günstig erwiesen haben und die als Orientierungspunkte für die Behandlung dienen können.

Wir versuchen, die Krankheit nicht abstrakt zu sehen, sondern stets inhaltlich im Zusammenhang mit den betroffenen und korrespondierenden Aktualfähigkeiten und Medien*.*

Krankheitsbilder (aus: Psychosomatik und Positive Psychotherapie).

Adipositas

Alkoholismus

Angst
Angst vor Einsamkeit
Angst vor der Gruppe
Anorexia nervosa
Asthma bronchiale
Bettnässen
Colitis mucosa-ulzerosa
Depression
Eifersuchtswahn
Ejacolatio praecox
Faulheit
Frigidität
Erregbarkeit
Exhibitionismus
Existenzangst
Faulenzen
Fetischismus
Geschwisterrivalität
Herzinfarkt
Homosexualität
Hypertonie, essentielle
Hypochondrie
Hysterische Reaktion
Impotenz
Kleptomanie
Kriminalität
Magenulcus
Manie
Masturbation
Narzissmus
Paranoia
Phobien
Rheumatismus
Stress
Schizophrenie
Schulschwierigkeiten
Schwindel
Trotz
Verhaltensauffälligkeiten

Verwahrlosung
Wechseljahre
Zwangsneurose

Die jeweils unter den Begriffen zu findenden Übersetzungen sind nur Beispiele und Modelle für andere mögliche Übersetzungen von Krankheiten und Störungen. Das Vorgehen mag für die meisten Patienten ungewohnt sein, für die Krankheiten und Störungen mit einem negativen oder pessimistischen Konzept verbunden sind. Ein solches Konzept ist Ursache dafür, dass die Realität des Gesundheitswesens und der psychiatrisch-psychotherapeutischen Versorgung Anlass zu Pessimismus bietet. Indem jedoch die positiven Aspekte einer Krankheit gesucht und realisiert werden, eröffnen sich neue Lösungsmöglichkeiten, sowie praktikable Modelle der Psychotherapie und der Selbsthilfe.

Positives Programm (Positive programme):
Typisch für viele Menschen ist, ›einseitige Konzepte‹ in der Wahrnehmung und Beurteilung ihrer Umgebung zu verwenden. Sie gehen vom Negativen aus, und sehen fast nie das Positive. Diese Haltung ist begleitet von dem Gefühl, das pessimistische Konzept bilde die Wirklichkeit exakt ab. Dieses Konzept wird mit dem Gefühl der Gewissheit vertreten, während optimistischere Sichtweisen derselben Angelegenheit skeptisch betrachtet werden, mit der Begründung, sie seien doch nur Selbstbetrug und Lebenslüge. Eine negative Einstellung dient als Schutz vor Enttäuschungen und Misserfolgen, denen man deshalb nicht ausgeliefert sei, weil man sie ja vorausgesehen habe. Es setzt somit eine Strategie der Misserfolgsmeidung durch Pessimismus und Zweifel ein, die etwa vergleichbar ist mit der Taktik, aus Angst vor dem Tode Selbstmord zu begehen.
Auf der Stufe der situativen Ermutigung wird versucht, das negative Konzept des Patienten zu überschreiten und ihm alternative Interpretationen seines Konflikts an die Hand zu geben, er probiert aus, ob diese für ihn gangbar und akzeptabel sind oder nicht. So wird einer negativistischen Verallgemeinerung entgegengewirkt, die »alles in einen Topf wirft« und damit ungenießbar macht. Die positive Interpretation eines Verhaltens wird, ebenso wie die negative, einzelnen mehr oder minder im Vordergrund stehenden Aspekten der Realität gerecht.

Potenzstörungen (Potency disturbances)
PPT: Die Möglichkeit, sich aus dem Konfliktfeld der Sexualität zurückzuziehen.
Ausbaufähig: Beziehung zum Du; Gerechtigkeit/Liebe, Höflichkeit – Offenheit, Leistung, Zeit und Vorbilddimensionen.

Progressive Relaxation nach E. Jacobson (Progressive relaxation):
Körpertherapeutische Methode der Entspannung durch Lernvorgänge und Autosuggestion. Durch sechs genau zu befolgende Schritte wird eine Entspannung erreicht: Entspannen der Arme, Beine, Atmung, Stirn, Augen, Muskeln der Sprachorgane. In USA die am häufigsten verwendete Entspannungsmethode, insbesondere als Einleitung zur aktiven Desensibilisierung in der Verhaltenstherapie. Unterscheidet sich nur im technischen Vorgehen und besonders durch die Einbeziehung der Aktivität und Anspannung vom Autogenen Training (AT) nach Schultz.

Projektion (Projection):
Übertragung bewusster und unbewusster Erwartungen sowie eigener, meist nicht integrierter oder verarbeiteter Persönlichkeitsmerkmale auf das soziale Umfeld und die (Konflikt-)Partner. Der Projektion entspricht in der PPT die Auseinandersetzung mit den eigenen Vorbildern. Der P. liegt die Aktualfähigkeit Gerechtigkeit zugrunde, hier verbunden mit Offenheit/Ehrlichkeit und dem Bereich Phantasie.

Psychagoge (Child psychologist):
Das Konzept ist tiefenpsychologisch oder verhaltenstherapeutisch orientiert und wird bei der Behandlung verhaltensgestörter Kinder eingesetzt. Im Vordergrund stehen spieltherapeutische Behandlungsformen, zu denen gelegentlich Deutungen des Verhaltens der Kinder hinzukommen. Weiterhin werden gesprächstherapeutische Verfahren verwendet. Auch hier ist eine Zusammenarbeit mit einem Facharzt notwendig.

Psychiater (Psychiatrist):
Facharzt, auf die Geistes- und Gemütskrankheiten spezialisiert, beschäftigt sich beispielsweise mit den sogenannten Schizophrenien, »endogenen« Depressionen, Psychopathien und dem psychischen Erscheinungsbild von neurologischen Störungen sowie mit psychosomatischen Krankheitsbildern. Dies ist auch der Grund dafür, dass in der Bundesrepublik ein P. in der Regel auch als Neurologe ausgebildet ist. Im Patientenkreis

des Psychiaters finden sich Patienten mit Wahnvorstellungen, Halluzinationen, Depressionen und Ängsten. Eine Behandlung erfolgt weitgehend medikamentös. Hinzu kommen das psychiatrische Gespräch und in den verschiedenen Fällen Autogenes Training. In modernen Einrichtungen werden andere Therapieformen einbezogen (Familienaufstellung, Kunst-, Mal-, Musiktherapie u. a.).

Psychoanalyse (Psychoanalysis):
Von Sigmund Freud begründete medizinisch-psychologische Disziplin zur Untersuchung seelischer Vorgänge, die damals als kaum zugänglich galten. Das Verfahren dient hauptsächlich der Aufhellung der dem Individuum nicht bewussten Bedeutung von Handlungen, Träumen, Gedanken, Vorstellungen und Äußerungen. Als Methode wird die freie Assoziation verwendet. Als Hilfsmittel dienen hierbei insbesondere die Interpretation von unbewussten Wünschen, von Widerstand und Übertragung. Der Patient wird aufgefordert, alles auszusprechen, was ihm gerade durch den Kopf geht. Im weiteren Verlauf analysiert und deutet der Analytiker das Material, bis ihm und dem Patienten der Zusammenhang zwischen vergangenen Ereignissen und den gegenwärtigen Problemen des Patienten klar wird.
Theorie der Psychoanalyse S. Freud ging davon aus, dass die frühen Erfahrungen im Leben weitgehend die Bildung der Persönlichkeit bestimmen und dass das, was ein Mensch nach seiner Kindheit erlebt, die Struktur seiner Persönlichkeit kaum noch ändert. Spätere Ereignisse können jedoch frühere Konflikte wiederaufleben lassen. Jeder Handlung liegt das Bestreben zugrunde, Lust zu gewinnen und Unlust zu vermeiden. Zu Beginn seines Lebens strebt der Mensch nach Lustgewinn, ohne Rücksicht auf die Folgen. Er wird durch das Lustprinzip bestimmt, dem das Es entspricht, die Quelle aller triebhaften Wünsche, die prinzipiell sexueller Natur sind. Später orientiert er sich am *Realitätsprinzip.* Die Anpassung an die Realität, des Planens und Kontrollierens, fällt dem Ich zu. Das Verhalten des älteren Kindes und des Erwachsenen wird geformt durch moralische Wertvorstellungen, durch das Über-Ich, das im Laufe der kindlichen Anpassung an die vorgegebenen Verhaltensmuster erworben wird.
Der psychoanalytischen Theorie zufolge ist der Ursprung einer Neurose überindividuell. Freud meinte, Kern aller Neurosen sei der Ödipuskomplex, der aus dem Sexualwunsch nach dem andersgeschlechtlichen Elternteil und der Angst vor Bestrafung (Kastrationsangst) entsteht. »Der Ödipuskomplex bildet sowohl den normalen Höhepunkt der kindlichen

Sexualentwicklung als auch die Grundlage aller Neurosen« (O. Fenichel, 1945, S. 108).

Psychoanalyse – Positive Psychotherapie
Übersetzungsmöglichkeiten (Possibilities for translation)

Das psychoanalytische Begriffssystem lässt sich in Begriffe der PPT übersetzen und umgekehrt. Auch wenn bei diesen »Übersetzungen« ein Rest bleibt, der nur durch das entsprechende theoretische System erklärt werden kann, hilft doch eine derartige Übersetzung, bekannte Phänomene neu zu sehen. Im folgenden einige prägnante Beispiele dafür:

- Über-Ich (Superego)

  PA: Das Über-Ich entspricht generell dem, was man als Gewissen bezeichnet. Doch im Gegensatz zum Gewissen ist das Über-Ich oft weitgehend oder vollständig unbewusst. Es besteht ursprünglich aus den verinnerlichten Bildern der moralischen Aspekte der Eltern in der früheren Kindheit (nach Brenner, 1967)

  PPT: Das Über-Ich als Ort der psychischen Repräsentanz psychosozialer Normen bezieht sich inhaltlich auf das Muster von Aktualfähigkeiten, das unser Verhalten und Erleben beeinflusst. Wir sprechen also nicht allgemein vom Über-Ich, sondern davon, worauf sich das Über-Ich inhaltlich bezieht: auf Ordnung, Pünktlichkeit, Ehrlichkeit, Treue, Fleiß, Sparsamkeit usw.
- Identifizierung (Identification):

  PA: Verschiebung triebbedingter psychischer Vorgänge (libidinöser und aggressiver Energien) auf nicht primär triebbezogenen Ziele und Objekte (so etwa bei künstlerischer Tätigkeit und während schöpferischer intellektueller Aktivität) (S. Goeppert, 1976).

  PPT: Übernommen werden bestimmte Rollen und Verhaltensaspekte, die sich durch die Aktualfähigkeiten beschreiben lassen. Man identifiziert sich beispielsweise mit der Ordnung der Mutter, lehnt aber ihre Vorstellung von Pünktlichkeit ab.
- Sublimierung (Sublimation):

  PA: Überführung primärprozesshafter Triebregungen in sozial höher bewertete Verhaltensäußerungen (nach Freud, 1941)

  PPT: Der Begriff der Sublimierung beinhaltet einen Maßstab dafür, welches Verhalten kulturell geringer, welches höher bewertet wird. Dieser Maßstab ist nicht absolut, sondern von dem kulturellen Bezugssystem abhängig. Im Prinzip bedeutet Sublimierung eine zunehmende Differenzierung der Grund- und Aktualfähigkeiten.

- Regression (Regression):
  PA: Das Zurückfallen von einer späteren auf eine frühere Entwicklungsstufe als Folge einer schweren Frustration (nach F. Fanai, 1972).
  PPT: Das charakteristische Verhalten in einem erreichten Entwicklungsstand ist ebenso wie die davon ausgehende Regression innerhalb des psychosozialen Wertsystems zu beschreiben. Der Rückfall in autoerotische Sexualität kann in diesem Sinn als positive Ausprägung der Sexualität, der Mittel der Sinne und der Beziehung zum Ich aufgefasst werden, während hinsichtlich des Kontaktes und der Beziehung zum Du ein Defizit besteht.
- Sexualität (Sexuality):
  PA: Für die Psychoanalyse ist die Sexualität (Libido) ein Basisphänomen und als Trieb eine der wesentlichen Quellen der menschlichen Energie. Störungen der Libidoabfuhr manifestieren sich in vielfältigen psychischen und psychosomatischen Symptomen. Sexualität bezieht sich hierbei nicht nur auf die genitalen, sondern auf alle erogenen Zonen.
  PPT: Die Sexualität ist eine der Aktualfähigkeiten. Sie kann Basisphänomen, aber auch Epiphänomen sein; ihre Störungen können sowohl als Ursache von Konflikten wie auch als Folge anderer Konflikte betrachtet werden. Sexualität ist somit nicht nur Trieb, sondern in ihrer Ausprägung erlerntes Verhalten. Die Frage, welche Faktoren die Sexualität modellieren, berührt den Bereich des sozialen Lernens, der Aktualfähigkeiten und der Medien der Grundfähigkeiten, z. B. Sexualstörung aufgrund überhöhter Pünktlichkeitsforderung oder im Zusammenhang mit einer betonten Leistungsmotivation. Differenzierungsanalytisch unterscheiden wir zwischen: Sex-Sexualität und Liebe.

Psychoanalytiker (Psychoanalyst):
Ist ein Psychotherapeut, der sich auf die Psychoanalyse nach S. FREUD spezialisiert hat. In einer besonderen Ausbildung werden Kontroll- und Lehranalysen durchgeführt. Dadurch wird der Psychoanalytiker in den Stand versetzt, auch die Prozesse, die zwischen ihm und dem Patienten ablaufen, zu kontrollieren. Er stellt das Unbewusste in den Mittelpunkt der Therapie und betont die Bedeutung frühkindlicher Erlebnisse und der Sexualität. Seine Methode beruht auf freier Assoziation und Deutung der meist spontanen Äußerungen des Patienten. Die Dauer der psychoanalytischen Therapie beträgt in der Regel zwischen einem und vier Jahren mit (fast) täglichen Sitzungen.

Psychohygiene (Mental hygiene):
Ziel der P. ist eine Einwirkung auf die Krankheitsbereitschaft des Patienten und die Fähigkeit, die Gesundheit zu mobilisieren und stabilisieren.

Psychologie, analytische (Analytic psychology):
Aus der Psychoanalyse Freuds hervorgegangene Lehre von C. G. Jung. Jung geht von einer allgemein psychischen Energie aus. Die seelische Dynamik ist durch Gegensätzlichkeiten wie Bewusstes und Unbewusstes, Denken, Fühlen, Empfinden, gekennzeichnet. Jedes der Gegensatzpaare kann extra- oder introvertiert sein. Die ›Persona‹ umfasst die Haltung gegenüber der Außenwelt. Das Unbewusste wird von C. G. Jung als kollektives Unbewusstes konzipiert, in dem sich geistig-religiöse Tendenzen zeigen. Seine Inhalte sind die Archetypen, Symbole aus den unbewussten tiefen Schichten, die auch in Mythen, Träumen und Märchen ihren Niederschlag finden. Das therapeutische Vorgehen strebt eine Erweiterung der Persönlichkeit bis hin zur Selbstwerdung (Individuation*) an.

Psychose (Psychosis):
Geisteskrankheit / Seelenstörung. Bezeichnung für viele Formen psychischen Andersseins und psychischer Krankheit, die teils durch erkennbare Organ- oder Gehirnkrankheiten hervorgerufen werden oder deren organische Grundlagen hypothetisch sind. Nach Freud erfuhr die Psychose zunehmend eine scharfe Trennung zu den Neurosen; es gibt zahlreiche Arten von Psychosen (vgl. z. B. Peters, bzw. ICD).

Psychoserum (Psychoserum):
(Nach Peseschkian)
Das P. ist eine formelhafte Verkürzung von Ziel- und Sinnvorstellung, die darauf abgestimmt ist, dem Patienten eine Korrektur der konflikthaft besetzten Verhaltensweisen zu ermöglichen und einen Willensimpuls zu vermitteln, der eine Verhaltensänderung erleichtert; also ein Alternativkonzept.
Aussagen allgemein können einmal motivierend, unter anderen Bedingungen demotivierend wirken. Entsprechend machen wir uns dies mit Suggestion und Hypnose zunutze. Im Rahmen dessen können gewisse Inhalte dem emotionalen Erleben des Patienten nähergebracht werden. Es geht dabei vor allem um Alternativen zu dem konflikthaft gewordenen Grundkonzept, welches sich als »Steuermann« auf das gesamte Verhalten oder auf einzelne Aktualfähigkeiten beziehen mag. Als Verhaltensintention legt

das P. eine Modifikation des eigenen Konzeptes nahe und unterstützt die Bahnung des Alternativverhaltens. Als suggestive Vorsatzformel wird das P. im Anschluss an (auto)suggestive Verfahren dargeboten: das ›Autogene Training‹ und die ›progressive Entspannung‹. Das P. ist kein wesensfremder Befehl, sondern Verstärkung bereits bestehender Motivationen, die auf ein alternatives Verhaltens- und Einstellungskonzept im Rahmen einer Psychotherapie gerichtet ist. Beispiele für Psychoseren:
Lerne zu unterscheiden zwischen Ordnung und Geduld;
lerne zu unterscheiden zwischen Vertrauen und Zutrauen;
lerne zu unterscheiden zwischen Liebe und Gerechtigkeit;
lerne zu unterscheiden zwischen »angeboren« und »erworben«.
Lerne zu unterscheiden zwischen bedingtem und bestimmtem Schicksal.

Psychotherapeut (Psychotherapist):
Arzt, Psychiater oder Diplom-Psychologe mit zusätzlicher Ausbildung. Er behandelt Patienten mit psychischen und psychosomatischen Störungen. Diese Störungen beruhen zumeist auf unbewussten Konflikten und Erlebnissen. Mögliche organische Ursachen oder Symptome müssen vor Beginn einer psychotherapeutischen Behandlung ausgeschlossen werden.

Psychotherapie, transkulturelle (Psychotherapy, transcultral)
Die transkulturelle Problematik – in Privatsphäre, Arbeitswelt und Politik – gewinnt heute immer mehr an Bedeutung. Bei dem sich andeutenden Entwicklungsverlauf ist zu erwarten. dass sie eine der wesentlichen Aufgaben in der Zukunft sein wird. Während früher Menschen verschiedener Kulturkreise durch große Entfernungen voneinander getrennt waren und nur in Ausnahmefällen miteinander in Kontakt kamen, sind heutzutage die Kontaktmöglichkeiten unvergleichlich hoch. Schon beim Aufblättern der Tageszeitung überschreiten wir unseren engeren Lebensbereich und werden mit den Poblemen anderer Menschen konfrontiert, die aus anderen Kulturkreisen stammen. In der Regel verstehen wir diese Ereignisse dann so, wie wir es gewohnt sind, und sind leicht bei der Hand, andere wegen vermeintlicher Rückständigkeit, Naivität, Brutalität oder unverständlicher Sorglosigkeit zu kritisieren, zu belächeln oder verdammen.
Genauso wie es Kulturkreise gibt, gibt es auch Erziehungskreise, in deren Rahmen jeder sein eigenes »kulturelles System« entwickelt, mit dem er auf ihm fremde Systeme stößt. Transkulturelle Probleme können somit zwischenmenschliche Beziehungen beeinträchtigen und zu inneren Konflikten führen. In der Psychotherapie wird dies thematisiert.

Diese Erfahrungen und Überlegungen führten Nossrat Peseschkian dazu, den Menschen – besonders in der Psychotherapie – nicht nur als isoliertes Einzelwesen zu begreifen, sondern auch sein soziales Umfeld und seine transkulturelle Situation zu berücksichtigen, die ihn erst zu dem machen, was er ist.
Der für die Positive Psychotherapie zentrale transkulturelle Ansatz beschreibt die jeweilige Relativität des Krankheitsbegriffes, seine Abhängigkeit von dem zugehörigen kulturellen Bezugsrahmen. Transkulturelle Konzepte, aus denen die Dynamik der Konfliktentstehung besonders deutlich abzulesen ist, sind für den Leser zugleich eine Anregung, mit alternativen Denkmodellen zu experimentieren.

Pünktlichkeit (Punctuality):
Definition und Entwicklung: Die Fähigkeit, eine erwartete oder vereinbarte Zeiteinteilung einzuhalten. Formen: passive P. (Anpassung an vorgegebene Zeiteinteilung, erwarten, dass sich andere pünktlich verhalten); aktive P. (selbst Zeitabläufe planen und stets pünktlich sein). Während in der PA »Sauberkeit« als erste Kulturleistung gilt, ist es in der DA Pünktlichkeit. Die Fütterungs-, Säuberungs- und Schlaf-Wach-Rhythmen bestimmen die erste Zeiteinteilung des Säuglings. Im Verlauf der Entwicklung werden die Pünktlichkeitserwartung und das -verhalten durch weitere spezifische Lernerfahrungen (z. B. zu spät in die Schule kommen etc.) modifiziert.
Synonyme: Promptheit, Rechtzeitigkeit, Präzision, Exaktheit.
Störungen: Erwartungsangst, Zeitdruck, ständige Furcht vor dem Nichtfertig-Werden, Unzuverlässigkeit, Stress, innere Unruhe.
Verhaltensregulative: keine Termine vergeben ohne Terminkalender; jemandem ehrlich sagen, dass man keine Zeit hat, dies ist besser, als jemanden warten zu lassen. Kommt jemand zu spät, ist das besser, als wäre er gar nicht gekommen. Motto: Schön, dass du es noch geschafft hast.

Reaktionstypen (Reaction types):
Die Typisierung soll die Entstehungsbedingungen des Grundkonfliktes darstellen. Typen sind ihrem Wesen nach abstrakte Zusammenfassungen gemeinsamer Merkmale. Die Wirklichkeit ist bunter. Hier finden sich weniger reine Formen, als vielmehr Mischformen in ihren unterschiedlichsten Abstufungen und Schattierungen. Ein wesentlicher Unterschied der dargestellten typischen Haltungen und Verhaltensweisen zu den meisten

gängigen Typologien besteht darin, daß wir den Reaktionstyp dynamisch von seinen Entstehungsbedingungen her begreifen; Konstitution und Veranlagung spielen eine zweitrangige Rolle. Dies bedeutet weiter: Jede Erziehungsform, jede typologische Zuordnung ist nicht notwendiges Schicksal, sondern kann sich im Laufe der Zeit verändern.
Jeder dieser Typen lässt sich durch seine besonderen Eigenschaften, Wahrnehmungs- und Verarbeitungsbesonderheiten in Untertypen unterteilen.
In der PPT unterscheiden wir drei Reaktionstypen, als Formen einseitiger Orientierung hinsichtlich der Aktualfähigkeiten und der Medien der Grundfähigkeiten: Der naiv-primäre Typ*; Der sekundäre Typ*; Der Doppelbindungstyp*.
(S. PPT, S. 161–181.)

Realitätsprüfung (Reality control):
Verstand ist die Fähigkeit des Denkens. Damit sind im allgemeinen Sinn die Funktionen gemeint, die mit dem Lösen von Problemen zu tun haben und damit der R. dienen.
Was der Patient in der PPT-Sitzung in Zusammenarbeit mit dem Therapeuten erarbeitet, wird der R. unterzogen, d. h., die Psychotherapie setzt eine parallel verlaufende Selbsthilfeaktion in Gang, die durch die Interaktion mit dem Therapeuten kontrolliert wird.

Regression (Regression):
S. unter Psychoanalyse*

Reiz-Reaktions-Modell (Stimulus response model):
Basiert auf der Lerntheorie, nach der das Verhalten im Sinne eines Reiz(S)-Reaktions(R)-Modells gelernt wird. Diese Theorie konnte in einer Reihe wissenschaftlicher Experimente überprüft und bestätigt werden. Die Verhaltenstherapie sieht die Symptome als unangepasste Reaktionen an und betrachtet sie als Beweis für falsches Lernen. Die Heilung wird durch die Behandlung des Symptoms erreicht, d. h. durch Löschung unangepasster und Aufbau erwünschter, bedingter Reaktionen.

Religion (Religion / Faith)
Aktualfähigkeiten sind soziale, gesellschaftliche Normen, die in Gesetzen niedergelegt sind oder als Konventionen das Verhalten von Menschen in unterschiedlichen Gruppen regeln. Als solche werden sie von Religion, Weltanschauungen und gesetzgebenden Instanzen normativ als verbindlich

festgelegt. Auf die Fähigkeit der Intuition und die sich aus ihr entwickelnden Bedürfnisse sprechen Weltanschauungen und R. an, die damit zu Institutionen und zuständigen Trägern für die fernere, einer planvollen Handlung nicht mehr zugänglichen Zukunft werden. Die Beziehung eines Menschen zum Ur-Wir hängt zunächst von dem Verhältnis ab, das seine Eltern gegenüber Religion und Weltanschauung haben. Vor dem Hintergrund eines religiös-weltanschaulichen Bezugssystems erhält die Sinnfrage eine Antwort. Damit bezieht sich das Ur-Wir nicht nur auf die formale Zugehörigkeit zu einer religiösen oder weltanschaulichen Gruppierung, sondern ist Fundament für die später gestellte Sinnfrage. Jeder Mensch hat die Fähigkeit zu glauben; Glaube ist allgemein die Beziehung zu Unbekanntem, Unerkennbarem. Glauben umfasst somit nicht nur religiöse Fragen und Fragen über ein Leben nach dem Tod, sondern auch Fragen des privaten Lebens und der Wissenschaft. Die Fähigkeit des Menschen zu glauben wird durch die Religion angesprochen. Zu welcher Religion ein Mensch sich bekennt, wird zumeist von Bezugspersonen und der Erziehungstradition festgelegt. Die Einstellung eines Menschen zur Religion ist zu einem wesentlichen Teil abhängig von den Erfahrungen, die er mit seinen Eltern und seinem sozialen Umfeld macht. Religion ist ein kulturelles Phänomen und eng mit dem Gang der Geschichte verbunden. Die Kirche und andere Einrichtungen wiederum sind Institutionen der Religion.
S. a. Glaube*, primäre Fähigkeit*

Rheumatismus (Rheumatism):
Meist chronisch und progredient verlaufende Systemerkrankung des Bindegewebes mit unklarer Genese. Die Krankheit manifestiert sich in den Gelenken und führt zu Stabilitätsverlust, schmerzhafter Bewegungseinschränkung und Deformierung. Häufig sind gleichzeitig die Sehnen, gelegentlich innere Organe betroffen.
PPT: Spannungen und Konflikte werden motorisch verarbeitet (Körper und Sinne); Bedeutung für die Erhaltung der Persönlichkeitsökonomie unter den gegebenen Umständen. Höflichkeit.
Ausbaufähig: Höflichkeit – Ehrlichkeit, Welche Bereich führen zu den bestehenden Spannungen (z. B. Ordnung, Sauberkeit, Treue, Beziehungen zum Partner, Ablösung von Kindern etc.). Auch bei rheumatischen Erkrankungen Rat eines Psychotherapeuten einholen.
Diesem Krankheitsbild ist im Buch PSS ein eigenes Kapitel gewidmet. Vgl. auch Peseschkian, Hamid 1987 »Psychosoziale Aspekte beim Lumbalen Bandscheibenvorfall«.

Sadismus (Sadism):
PA: Sexueller Lustgewinn durch Zufügen von Schmerzen und Demütigungen (nach Freud).
PPT: Das Verhalten bezieht sich nicht nur auf die Sexualität, sondern kann in Verbindung mit einzelnen Aktualfähigkeiten auftreten. Beispiel: Aus der Bestrafung anderer für Unsauberkeit, Unordnung oder Unpünktlichkeit Lustgewinn zu ziehen.

Sadomasochismus (Sadomasochism)
Als S. wird in der Regel eine sexuelle Devianz verstanden, bei der ein Mensch Lust oder Befriedigung durch die Zufügung oder das Erleben von Schmerz, Macht oder Demütigung erlebt. Unterschieden werden kann zwischen einvernehmlichen S. oder nicht. Darüber hinaus ist es wichtig, ob der S. eine mit anderen Vorlieben gleichberechtigte sexuelle Präferenz ist oder es sich grundsätzlich um eine behandlungsbedürftige Störung des Sexualverhaltens, eine Paraphilie, handelt.
PPT: Im Rahmen der sexualmedizinischen Diagnostik und Psychotherapie wird S. dann als behandlungsbedürftig verstanden, wenn die sexuelle Befriedigung ohne sadomasochistische Praktiken erschwert ist oder unmöglich erscheint und bei dem Betroffenen dadurch ein entsprechender Leidensdruck entsteht. Das DAI und die Life events geben Aufschluss darüber, welche Aktualfähigkeiten und Erlebnisse für die Entstehung und Aufrechterhaltung der Symptome eine Rolle spielten und spielen.

Sauberkeit (Cleanliness):
Definition und Entwicklung: Die Fähigkeit einer auf Körper, Kleidung, Gegenstände des täglichen Gebrauchs, die Wohnung und die Umgebung sowie, im übertragenen Sinn, auf den Charakter bezogene Reinlichkeit. Es ist zu vermuten, dass die frühkindliche Reinlichkeitsdressur Einfluss auf die spätere Persönlichkeitsentwicklung, zumindest auf die Einstellung zur Sauberkeit, nimmt.
Synonyme: Putzen, waschen, reinigen.
Störungen: Ritualisierte Sauberkeit, Waschzwang, Unsauberkeit, Kontaktstörungen, Sexualstörungen, Einnässen, Einkoten, Ekzeme, Allergien.
Verhaltensregulative: Dem Kind Vorbild beim Händewaschen sein – dies spart viele Worte.

Schizophrenie (Schizophrenia):
Endogene Psychose, deren Genese unaufgeklärt ist. Kennzeichnend sind z.B. Zerfahrenheit, Spaltung zwischen Gedankeninhalten, Kontaktstörungen, Spaltung zwischen Kranken und Außenwelt.
PPT: Bei der paranoischen Form: Betonung der Phantasie und Tradition (z.B. Gerechtigkeitswahn, religiöser Wahn, Treue-Wahn, Höflichkeitswahn etc.). Bei hebephrenen Formen: Fähigkeit, sich aus dem Feld der Leistungsanforderungen (Aktualfähigkeiten) zurückzuziehen und sie in Frage zu stellen. Bei der katatonen Form: sich motorisch zurückzuziehen bzw. umgekehrt Erregung durch unkoordinierte Bewegungen auszutragen.
Ausbaufähig: Auf welche Inhalte bezieht sich der Wahn? Welche Aktualfähigkeiten sind noch relativ stabil? (DAI). Auf welche Medien bezieht sich die Symptomatik? Bevor man das Urteil ›angeboren‹, ›endogen‹ fällt, ist zu klären, wie der Kranke bisher behandelt wurde. Familie und das soziale Umfeld als »Therapeuten« einsetzen. Die zum Teil nur als Bewahranstalten fungierenden psychiatrischen Krankenhäuser sollten in Beratungsstellen, Therapiezentren und Tageskliniken umgewandelt werden, in denen die Angehörigen der Patienten auf ihre therapeutische Funktion und die Patienten selbst auf ihre Mitarbeit vorbereitet werden.
Diesem Krankheitsbild ist im Buch PSS ein eigenes Kapitel gewidmet.

Schulschwierigkeiten (Academic difficulties):
PPT: Die Reaktion des Kindes oder Jugendlichen auf emotionale oder Leistungsüberforderungen, durch Leistungsvernachlässigung oder -verweigerung.
Ausbaufähig: Differenzierung, worauf sich die Schwierigkeiten beziehen: auf das Leistungsvermögen, die Institution Schule, Lehrer, auf familiäre Schwierigkeiten oder Kontaktprobleme mit Gleichaltrigen?
Bei Schulversagen: Lehrer, Klasse, Schule oder Institution wechseln.

Schwindel (Vertigo):
Gefühl des gestörten Gleichgewichts, als ob der Boden schwanke oder die Umgebung sich drehe, oft begleitet von unlustbetonten Gemütszuständen und vegetativen Störungen; (Pschyrembel). G. Maaß, 1979, leitet den psychosomatischen Sch. von seiner ursprünglichen Wortbedeutung ab (schwinden), wobei er die Folge der Angst vor einem Objektverlust sein kann.
PPT: Die Signalfunktion der psychosomatischen Störung »Schwindel«

weist auf einen zugrunde liegenden Konflikt hin, den der Patient oft nicht in angemessener Weise artikulieren kann. Die Ableitung des Sch. von *schwinden* ist rein etymologisch; andere Zusammenhänge sind möglich: Schwindeln (Konflikt im Bereich: Höflichkeit – Ehrlichkeit). Berücksichtigt man die psychologische Bedeutung des Objektverlustes, erhebt sich die Frage, auf welche Aktualfähigkeiten er sich bezieht.
Ausbaufähig: Höflichkeit – Ehrlichkeit, Pünktlichkeit, Zeit, Verbundenheit – Ablösung. Missverständnis: bedingtes und bestimmtes Schicksal.

Sekundärer Typ (Secondary type):
Hier stehen die sekundären Fähigkeiten im Vordergrund. Die Mittel, die Wirklichkeit zu erfahren, reduzieren sich auf den Verstand, dem selbst die Sinne und die Intuition untergeordnet werden. Dafür gewinnt die Tradition an Gewicht, selbst wenn sie nur als Leitlinie oder Maßstab dient. Entsprechend der Leistungsorientierung des sekundären Typs werden alle jene sozialen Bezüge bevorzugt, die eine Bestätigung der Leistungsfähigkeit ermöglichen. Es scheint, als würde der sekundäre Typ ständig am Interaktionsstadium der Unterscheidung, Differenzierung festhalten. Er vertritt »Ehrlichkeit«, auch wenn sie anderen weh tut. Es zeigen sich auch hier typische Haltungen und überdauernde Einstellungen:

Erfolgstyp	Objekttyp	Perfektionist	Sexueller Leistungstyp	Intellektueller Zweifler	Bigotter Typ

Formen des sekundären Reaktionstyps

Folgende psychische und psychosomatische Beschwerden können bei diesem Typ vorkommen: Zwänge, Versagensfurcht, Konzentrationsstörungen, rasch versiegende bis fehlende Aufmerksamkeit, sich angespannt fühlen, alles unerträglich finden, sich nicht ausstehen können, Langeweile, sich an seiner eigenen Pedanterie stören, sich ungerecht verhalten, unhöfliches Verhalten, Aggressionen, Kontaktstörungen, innere Unruhe, Grübeln, Energielosigkeit, Antriebsüberschuss, nicht beginnen können.
Herzklopfen, Erschöpfungsgefühl, Appetitlosigkeit, Mundtrockenheit, Magenbeschwerden, Einschlafstörungen, Kopfschwerzen, Bluthochdruck, Sexualstörungen (z. B. vorzeitiger Samenerguss und Orgasmusschwäche).

Selbstbehauptungstraining (Self-assertiveness training):
VT: Das 1950 von Salter entwickelte Selbstbehauptungstraining geht davon aus, dass alle neurotischen Beschwerden auf eine übermäßige Hemmung zurückzuführen seien. Ziel der Therapie muss daher sein, das Erregungsniveau des Patienten zu erhöhen. Als Beleg dafür führt Salter gehemmte, alkoholkranke Patienten an, die sich selbst als schüchtern einschätzen, empfindlich auf Kritik reagieren und sich über demütigende Erlebnisse ärgern. Für sie eignet sich die Selbstbehauptung (nach Eysenck, 1967).
PPT: Selbstbehauptung betrifft das Verhältnis von Höflichkeit und Ehrlichkeit. Höflichkeit bedeutet hier (aggressions)gehemmtes Verhalten, das einer ehrlichen Selbstbehauptung im Wege steht, als überbetonte Rücksichtnahme, Zurückstellung der eigenen Interessen und Bescheidenheit. Während beim Selbstbehauptungstraining der Ehrlichkeit der Vorrang eingeräumt wird, lernt der Patient beim Höflichkeit-Ehrlichkeits-Training, beide Aktualfähigkeiten in einer für ihn befriedigenden Weise zu integrieren. Als Schlüsselkonflikt bezieht sich Höflichkeit-Ehrlichkeit wieder auf andere Aktualfähigkeiten: »Ich habe mich nicht getraut zu sagen, dass ich es nicht gut finde, wenn andere Personen von meinem Telefon aus Ferngespräche führen.« (Höflichkeit, Ehrlichkeit, Sparsamkeit)

Selbsthilfe (Self-help):
Jeder Versuch eines Kranken, Hilfe für sich und seine Nöte zu finden, ist ein Streben in Richtung Selbstheilung. So ist das Aufsuchen eines Arztes, das Sprechen über Probleme, demonstrative Zurschaustellung der eigenen Hilflosigkeit, ja sogar das Symptom selbst, ein initialer Schritt der Selbsthilfe und folglich Teil der Psychotherapie, auf den nicht verzichtet werden kann. Sie ist:
- Erziehungshilfe
- Außertherapeutische Hilfsmaßnahme
- Integraler Bestandteil der Psychotherapie
- Nachsorge nach einem psychotherapeutischen Eingriff
- Gegenseitige Partnerhilfe und Mentorenschaft
- Präventive Maßnahme zur Vorbeugung und Verminderung des Krankheits- und Konfliktrisikos

Die praktische Relevanz der S. lässt sich am ehesten mit einem Wort A. Adlers charakterisieren: »Ein Gramm Vorbeugung ist kostbarer als ein Kilogramm Krankenbehandlung«.

Selbstkonzept in Gesprächspsychotherapie u. PPT (Self concept):
GPT: Selbstbild und Einschätzung der eigenen Persönlichkeit, die einen mehr oder weniger großen Abstand zum Idealkonzept – wie man gern sein wollte – aufweisen. Selbst- und Idealkonzept werden mit Hilfe von psychodiagnostischen Verfahren (Q-Sort) erfasst.
PPT: Eine Auffassung darüber, wer, was, wieviel wert man selbst ist. Neben diesem S. (Grundkonzept) bestehen Aktualkonzepte als Verhaltensregeln, die das momentane Verhalten kontrollieren. Die Grund- und Aktualkonzepte orientieren sich an den Grund- und Aktualfähigkeiten der Erkenntnis- und Liebesfähigkeit – und werden mit Hilfe des DAI und der Einschätzungen zu den Medien der Erkenntnis- und der Liebesfähigkeit erfasst. Man geht dabei weniger von einem einheitlichen S. aus, sondern von den Konzepten, die sich auf die einzelnen Aktualfähigkeiten beziehen und somit den Verhaltensstil eines Menschen beeinflussen. Das DAI erlaubt auch die Einschätzung des Idealkonzeptes.

Selektive Konfliktanfälligkeit (Selective susceptibility to conflict)
Das Herz ist aufgrund der Steuerungsmechanismen im vegetativen Nervensystem ein sehr feines Messinstrument für seelische Spannungen. Das Herz reagiert sofort auf Angst und emotionale Spannung.
In einem eigenen Versuch (vgl. Peseschkian 1975) wurde untersucht, ob typische Veränderungen des Herzmuskels mit der suggestiven Induktion konfliktbesetzter Aktualfähigkeiten einhergehen. Am Beispiel der zwei Aktualfähigkeiten Ordnung und Pünktlichkeit wurde festgestellt, dass sowohl die verstandesmäßige als auch die emotionale und körperliche Reaktion von jedem der Probanden unterschiedlich beantwortet wurde.

Sexualität (Sexuality):
Definition und Entwicklung: Die Fähigkeit, zu einem Partner (Du) eine geschlechtliche oder geschlechtlich motivierte Beziehung aufzunehmen. Wir unterscheiden zwischen Sex, S. und Liebe. Sex bezieht sich auf körperliche Eigenschaften und Funktionen; S. auf Eigenschaften und Eigenarten, die zu Kriterien für Zu- oder Abneigung werden. Liebe bezieht den Träger dieser Eigenschaften, den man liebt, mit ein. Nicht das, was er hat, sondern er selbst wird geliebt. In die Entwicklung der S. fließt unmittelbar das Vorbild der Eltern ein: wie sind sie mit den Zärtlichkeitsbedürfnissen des Kindes umgegangen, und wie wirkt sich die Sexualität auf andere Aktualfähigkeiten aus.
Synonyme: Verliebt, beliebt, vernarrt, zärtlich, zugetan, erotisch, leiden-

schaftlich, hinreißend, reizend, locken, verführen, Anziehungskraft, Zuneigung, Hingabe, Lust, Leidenschaft.
Störungen: Sex als Lebensziel, Hypersexualität, Selbstbefriedigung als Sucht, sexuelle Verwahrlosung, Perversionen, Sadismus, Masochismus, sexueller Leistungszwang, Sexualangst, Enttäuschung, Selbstwertprobleme, Eheschwierigkeiten, Sexualabwehr, Anklammerungstendenzen.
Verhaltensregulative: Lerne zu unterscheiden zwischen Sexualität, Sex und Liebe. Über sexuelle Probleme und Wünsche sprechen. Kinder sollten altersgemäß aufgeklärt werden.

Sparsamkeit (Thrift):
Definition und Entwicklung: Die Fähigkeit, ökonomisch mit Geld, Sachwerten, Fähigkeiten und Energien umzugehen. Extreme: Verschwendung und Geiz. S. kann erst beginnen, wenn ein Kind mit Spielsachen und Geld umgehen kann. Das Kind lernt den Wert des Geldes über seinen Gegenwert, zum anderen über den erforderlichen Aufwand an Fleiß und Leistung kennen.
Synonyme: Sich einschränken, haushalten, auf den Preis achten.
Störungen: Geiz, Geld als Machtmittel, Verschwendung, Geltungssucht, Glücksspiel, Hochstapelei, passive Erwartungshaltung, naiver Optimismus, Verantwortungslosigkeit, Lebensangst, Depressionen, Selbstwertprobleme, innere Unruhe, Schlaflosigkeit, Selbstmordabsichten.
Verhaltensregulative: Nicht »va banque« spielen. Geld kann man auf verschiedene Weise ausgeben: für sich, für die Familie, für Mitmenschen, für soziale Einrichtungen, und für die Zukunft zurücklegen. Geld erst dann ausgeben, wenn man die Einnahmen kennt; die Pläne mit der Familie besprechen. Jedem Familienmitglied Taschengeld gewähren. So kann man Ausgeben und Sparen lernen.

Streben nach Überlegenheit (Striving for superiority):
S. unter Individualpsychologie*

Stress (Stress):
Akuter Spannungszustand des Organismus, in dem dieser gezwungen ist, seine Abwehrkräfte zu mobilisieren, um einer bedrohlichen Situation zu begegnen (nach Selye).
PPT: Jede Anpassung des Organismus an neue Situationen kann als S. wirken. Vieles spricht sogar dafür, dass der Mensch ein Mindestmaß an Spannung, S. braucht. S. ist nicht für alle gleich. Beim einen bewirken Leis-

tungsanforderungen, beim anderen Konfrontation mit Unordnung, Unhöflichkeit, Untreue oder betonter Pünktlichkeitsforderung Stress.
Ausbaufähig: Es stellt sich die Frage, auf welche Bereiche sich der S. bezieht. Weiß man dies, bietet sich so die Möglichkeit, nicht nur allgemein von Überforderungen abzuraten, sondern gezielt auf die jeweiligen Stresssituationen einzugehen.

Sublimierung (Sublimation):
S. unter Psychoanalyse*

Suggestion (Suggestion):
Aussagen können einmal motivierend, unter anderen Bedingungen demotivierend wirken. Entsprechendes machen wir uns mit S. und Hypnose zunutze. Im Rahmen dieser Vorgehensweise können Inhalte dem emotionalen Erleben des Patienten nähergebracht werden. Es geht dabei vor allem um Alternativen zum konflikthaft gewordenen Grundkonzept, welches sich auf das gesamte Verhalten oder auf einzelne Aktualfähigkeiten beziehen mag. Ein solches Alternativkonzept nennen wir »Psychoserum«*.

Symptom (Symptom):
Ein Zeichen oder Hinweis, das meist subjektiv empfunden wird und Unregelmäßigkeit, Veränderung des Körperzustandes, eine Beschwerde oder Veränderung des seelischen Empfindens bzw. der Emotionen, auf eine Krankheit, Verletzung oder seelische Störung hinweisen kann. Kann aber auch ohne krankheitswertige Bedeutung sein.
PPT: S. und Beschwerden sind Gründe, warum Patienten Arzt oder Therapeut aufsuchen. Ein Patient hat das Recht, therapeutische Hilfe in Anspruch zu nehmen. Solange das Symptom bestehen bleibt, kann Hilfe in Anspruch genommen werden.
Positive Interpretation: Die Fähigkeit des Körpers, zum Ausdruck zu bringen, dass etwas im Körper oder in der Beziehung des Ratsuchenden zu seinem sozialen Umfeld nicht in Ordnung ist und der Hilfe bedarf.

Symptomverschiebung (Symptom displacement):
Nach erfolgreicher Behandlung eines Symptoms können andere Symptome an dessen Stelle auftreten: Nach Behandlung einer Herzsensation entwickelt der Patient Schwindelgefühle oder Darmprobleme. S. ist ein Hinweis darauf, dass nur das Symptom behandelt wurde, die entsprechenden neurotischen Konflikte aber nicht gelöst sind.

Die PPT strebt die Behandlung des Menschen anhand seiner Beschwerden an, aber mobilisiert anhand von Selbsthilfe, seiner Fähigkeiten und Resourcen, beispielhaft mit anderen Symptomen und Störungen positiv umzugehen. S. a. Aktualkonflikt*, Grundkonflikt*. (»Gibst du jemanden einen Fisch, so ernährt er sich nur einmal, lehrst du ihn aber das Fischen, ernährt er sich für immer« – chin. Weisheit.)

Tagesplan (Daily plan):

Die Alltagsgestaltung eines Menschen widerspiegelt seine Art und Weise, sein Leben zu gestalten. Somit ist die Analyse des Tagesplans sowohl in der Erziehung, als auch in der Therapie – wofür der korrekte Umgang des Therapeuten mit der Sitzungszeit Vorbild ist – von außerordentlicher Wichtigkeit.

Erziehung: Das Kind lernt durch einen Zeitplan, die eigene Zeit selbst einzuteilen. Das planvolle Verhältnis gegenüber der Zeit wird seinerseits zum Modell für ein planvolles Verhältnis sich selbst gegenüber. Indem man seine Aufgaben rechtzeitig erfüllt, erfährt man eine gewisse Bestätigung. Ein diffuses Verhältnis zur Zeit wiederum scheint sich in einem diffusen Verhältnis zu sich selbst widerzuspiegeln, ähnlich wie eine Überstrukturierung und Überplanung der Zeit eine strenge, abwehrende Beziehung sich selbst gegenüber kennzeichnet. Wie sieht ein solcher Plan vom Aufstehen bis zum Schlafengehen aus?

Psychotherapie: Drei Typen in Bezug auf Zeitgestaltung lassen sich unterscheiden: Beim sekundär-orientierten Typ die überstrukturierte Zeit, in der fast jede Minute mit Aufgaben und Pflichten ausgefüllt ist; beim naiv-primären Typ die unstrukturierte Zeit, weite Felder von Leerlauf und Zeit, mit der man nichts anfangen kann; die unstrukturierte Zeit wird im Erleben depressiver Patienten als gestaltlose, unlustbesetzte, erdrückende Masse beschrieben, in der sich Verpflichtungen, Belastungen und unangenehme Ereignisse zusammenballen. Beim Doppel-Bindungstyp zeigt sich ein Wechsel von Über- und Unterstrukturierung bei der Zeiteinteilung. Mal lebt er in den Tag hinein, mal überfordert er sich mit Terminen und Aufgaben.

Eine beschreibende Darstellung des Tagesablaufs gibt den Ist-Wert wieder, dem Soll-Wert entspricht folgender Zeitplan: Man überlässt es nicht dem Zufall oder von außen herangetragenen Aufgaben, was man im Verlaufe eines Tages oder einer Woche tun möchte, sondern stellt sich selbst Aufgaben und teilt sich selbst seine Zeit ein.

Für einzelne Punkte des T. können Alternativprogramme aufgestellt werden. Die Kontrolle des T. erfolgt durch Selbstkontrolle. Man vergleicht das, was man tun und erreichen wollte, mit dem, was man tatsächlich erreichen konnte. Diese Rückkoppelung ermöglicht eine Korrektur des Planes bzw. eine Korrektur des Verhaltens. Schwierigkeiten, die sich im Rahmen dieser Rückkoppelung nicht auflösen lassen, werden mit dem Psychotherapeuten durchgesprochen.

Thematischer Apperzeptionstest (TAT) (Thematic Apperception Test (TAT):
Nach Murray, Test, bei dem zu mehrdeutigen Bildern Geschichten erzählt werden sollen. Enthält Aktualfähigkeiten, die zumeist unsystematisch bei der Interpretation Beachtung finden.

Therapieplan in der PPT (Therapy plan):
Die PPT stützt sich auf Behandlung durch den Therapeuten und Selbsthilfe. Zunächst steht Therapie, zunehmend dann Selbsthilfe im Vordergrund; man benutzt ein 5-stufiges Verfahren, das sich in die Stufen Beobachtung/Distanzierung*, Inventarisierung*, situative Ermutigung*, Verbalisierung* und Zielerweiterung* unterteilt. Die Stufen dieses Modells entsprechen den Möglichkeiten, welche dem Patienten zum Lösen von Konflikten und Problemen zur Verfügung stehen. Der Raum, den die einzelnen Stufen einnehmen, wie auch die speziell verwendeten Verfahren müssen den Bedürfnissen des jeweiligen Falles entsprechen. Bereits das Erstinterview* umfasst die zwei Stufen Beobachtung/Distanzierung und Inventarisierung.
Folgende psychotherapeutische Verfahren finden im Rahmen des 5-stufigen Modells Anwendung: GPT nach Rogers*, Analyse*, VT*, Gestalttherapie*, Logotherapie*, Individualpsychologie*, Transaktionsanalyse*, analytische Psychologie*, Körpertherapien und Pharmakotherapie.

Tiefenpsychologie (Psychodynamic):
Der einzelne Mensch, sein Erleben und Verhalten wird als die allein zugrunde liegende Einheit gesehen.
- Aus der Erkenntnis, dass psychische Störungen sich aus der Vergangenheit entwickeln, rücken Psychoanalytiker und Tiefenpsychologen die Lebensgeschichte ins Zentrum der Behandlung.
- Tiefenpsychologische Richtungen im Sinne der Existenzanalyse sehen weitgehend von Vergangenheit und Gegenwart ab, legen bei der Therapie den Schwerpunkt auf die Zukunft.

Die PPT als eine Synthese verschiedener Therapieschulen nimmt die Lebensgeschichte eines Menschen, vor allem die Life events* zur Kenntnis, bezieht aktuelle Konflikte darauf, analysiert dabei Aktual- und Grundkonflikte* und gestaltet die Therapie nicht nur der Symptome, sondern der gesamten Persönlichkeit des Patienten – bezogen auf Sinn und gerichtet aus der Gegenwart in die Zukunft.
Die Zusammenhänge, die wir zwischen PPT und anderen psychotherapeutischen Verfahren herstellen konnten, und wechselseitige Anwendungsmöglichkeiten lassen sich auch für andere psychotherapeutische und allgemein-therapeutische Methoden aufzeigen. Selbst ein psychiatrisches Vorgehen im engeren Sinne zeigt eine Reihe von Aspekten und Inhalten auf, die durch das PPT-System spezifiziert werden können.
Die PPT selbst versteht sich nicht als ausschließliches System, sondern ordnet entsprechend dem vorliegenden Modell verschiedenen psychotherapeutischen Methoden einen jeweils gesonderten Stellenwert zu. Daher werden psychoanalytische, tiefenpsychologische, verhaltenstherapeutische, gruppentherapeutische, hypnotherapeutische, medikamentöse und physiotherapeutische Behandlungsformen berücksichtigt.

Transaktionsanalyse (Transactional Analysis):
Von Eric Berne und T.A. Harris. Schlüsselbegriff ist die Transaktion. »Transaktion« meint hier gewissermaßen einen seelischen »Geschäftsabschluss« zwischen zwei Menschen. Der eine bietet etwas (ein Verhalten) an, der andere *steigt in das Geschäft ein* und nimmt das Angebot an, indem er in entsprechender Währung zurückzahlt. Zwischen *Sender* und *Empfänger* spielt sich ein komplizierter Prozess des Gebens und Nehmens ab. Die jeweiligen Rollen können dabei blitzschnell und wiederholt ausgetauscht werden. Immer aber übt ein bestimmter Ich-Zustand des Senders auf den Empfänger einen Reiz aus, der seinerseits mit verbalen oder nichtverbalen Verhaltenssignalen seines jeweils angesprochenen Ich-Zustandes darauf reagiert (T.A. Harris).
Als Ich-Zustand gelten das *Eltern-Ich* und das *Erwachsenen-Ich*, das hauptsächlich damit beschäftigt ist, Reize in Informationen umzuwandeln und diese auf der Grundlage früherer Erfahrungen zu verarbeiten und zu speichern (Berne, 1964). Die Transaktionsanalyse geschieht in einer therapeutischen Gruppe, in der die Patienten lernen, Eltern-Ich, Erwachsenen-Ich und Kindheits-Ich zu erkennen.
Besonders erwähnenswert ist die Darstellung Bernes *Spiels*. Das *Spiel* ist definiert als eine Interaktion zwischen zwei und mehr Menschen mit im-

mer dem gleichen Ablauf, mit immer dem gleichen Ausgang, wobei sich danach mindestens einer mies fühlt. Spiele – auch destruktive – kann man auch allein spielen, wobei man beide Rollen übernimmt.
Entsprechend in der PPT: Missverständnisse*, Aktualfähigkeiten u. a.
Gemeinsamkeiten und Unterschiede:
Transaktionistische Elemente sind in der DA im Zusammenhang mit der Gruppentherapie, der Zielerweiterung und den Interaktionsstadien. Die TA beschäftigt sich mit den Transaktionen in einer Gruppe und den ihnen zugrunde liegenden psychischen Instanzen. Dabei erweist sie sich als äußerst flexible und verständliche Form der Psychotherapie. Sie operiert allerdings, ohne zu berücksichtigen, womit sie dies tut. Die Inhalte der Transaktionen und die damit verbundenen subjektiven und funktionellen Bedeutungen werden ausgespart. In vielen Beispielen treten Aktualfähigkeiten auf. Beachtet werden diese Inhalte jedoch nicht. Eltern-Ich, Kindheits-Ich und Erwachsenen-Ich sind hier nur formal bestimmt: Die PPT schlüsselt diese Unmenge von Einzelinformationen in die Aktualfähigkeiten und ihre besonderen Bedingungen auf, die dann nicht mehr als »ein für allemal verinnerlicht« erscheinen. Der von der Transaktionsanalyse hervorgehobene dynamische Aspekt erfordert notwendig eine Ergänzung durch den inhaltlichen Aspekt.

Treue (Faithfulness):
Definition und Entwicklung: Die Fähigkeit, eine feste Beziehung einzugehen und über längere Zeit hinweg aufrechtzuerhalten, sich vertrauenswürdig zu verhalten. T. im engeren Sinn bezieht sich in unserem Kulturkreis besonders auf sexuelle T. Die konventionelle Ehe basiert auf T. T. findet sich aber auch gegenüber Institutionen, Leitbildern oder Prinzipien, z. B. Verfassungstreue und T. gegenüber sich selbst. Ein labiles Verhältnis zur Treue hat ebenso lebensgeschichtliche Hintergründe wie eine bedingungslose, naive Fixierung an einen Partner.
Synonyme: Trauen, Vertrauen, loyal, anhänglich, konservativ, sich binden, versprechen, Nibelungentreue.
Störungen: Fixierte T., Eifersucht, Eifersuchtswahn, Treulosigkeit, Vertrauensbruch, Verrat, Hoffnungslosigkeit, Angst, Aggression, Depression, Sexualstörungen.
Verhaltensregulative: T. beginnt nicht mit der Eheschließung. Bereits die Partnerwahl hat mit T. oder Untreue zu tun. Motto: Wählen Sie Ihren Partner so, dass Sie ihm treu sein wollen (Sex – Sexualität – Liebe). Sich für einen Partner entscheiden bringt meist weniger Probleme, als unent-

schieden zwischen zwei Partnern hin und her zu schwanken, denen man beiden nicht weh tun möchte. Wenn Sie feststellen, dass Ihr Partner nicht zu Ihnen passt, trennen Sie sich jedoch zunächst, bevor Sie einen neuen Partner suchen. Dies ist ehrlicher dem Partner und sich selbst gegenüber.

Trotz (Disobedience):
Ungehorsam: Die Fähigkeit, nein zu sagen.
Ausbaufähigkeit: Zeit (wann nein zu sagen), Vertrauen, Verstand (lernen, den Sinn zu erkennen, warum man etwas tun soll, bzw. erklären, warum man nein sagt).
Ungehorsam hat in jeder Kultur seine Bedeutung; in der westlichen Kultur wird in der Erziehung nicht mehr Gehorsam als Basis angesehen, sondern die Verständigung (R. Dreikurs).

Über-Ich (Super ego):
S. unter Psychoanalyse*

Übertragung (Transference):
Die PA stellt mit unterschiedlichem Akzent die beiden Interaktionsstadien Verbundenheit und Ablösung in den Vordergrund. Was wir Übertragungsproblematik nennen, die als persönliche Beziehung zwischen Therapeut und Patient den Therapieverlauf nachhaltig beeinflusst, ist letztlich ein Balanceakt aus gegenseitigem Vertrauen, aufkeimender und überschießender emotionaler Beziehung und Opfer an das psychoanalytische Abstinenzgebot, das solche emotionalen Beziehungen nur in begrenztem Rahmen und für beschränkte Zeit zulässt und Verbundenheitsbestreben durch Ablösung aufhebt. Hinter den Widerständen gegenüber der Psychotherapie verbergen sich gleichfalls ambivalente Ablösungstendenzen, wie überhaupt der Begriff der Ambivalenz auf das Spannungsfeld zwischen Verbundenheit und Ablösung verweist.
S. auch die 3 Interaktionsstadien*

Unbewusste, das individuelle (Unconcsious, individual):
Nur ein Teil der Motive menschlichen Verhaltens gelangt ins Bewusstsein und wird von ihm kontrolliert. Auf dieser Erkenntnis basiert die Psychoanalyse von S. Freud. Er erforschte das Unbewusste und formulierte eine Theorie des Unbewussten.

Das U. ist für eine direkte Befragung unzugänglich; es wird vielmehr durch den Therapeuten erschlossen. Der Therapeut versucht, aus den ihm vorliegenden Informationen – Muster der Aktualfähigkeiten und Medien der Liebes- und Erkenntnisfähigkeit – die psychodynamisch wirksamen Zusammenhänge zu erschließen. Die mangelnde Differenzierung blockt einzelne psychodynamische Inhalte gegenüber dem Bewussten ab und entzieht sie seiner Verfügung. Unter dem Aspekt des psychodynamischen Geschehens werden solche Prozesse als Verdrängung, Generalisierung etc. bezeichnet. Diese Aussagen bleiben allgemein und erweisen sich zur Beschreibung des individuellen psychischen Geschehens als unzureichend, sofern ihr inhaltlicher Bezug nicht berücksichtigt wird. In diesem Sinne ist die Durchführung des DAI und das Herantasten an die Medien der Liebes- und Erkenntnisfähigkeit bereits Bewusstmachung im therapeutischen Sinn.

Neben der Funktion des U. wird die Einstellung dem U. gegenüber diagnostisch und therapeutisch relevant: ob das U. – weniger in seiner theoretischen als vielmehr in seiner subjektiven Bedeutung – als bedrohlich, beängstigend und erschreckend erlebt wird oder ob es im Erleben positiv als Quelle der Selbsterfahrung, der Bewusstseinserweiterung und der Kreativität realisiert werden kann.

S. a. Psychoanalyse*

Unbewusste, das kollektive (The collective unconscious):

Das U. wird von C. G. Jung als kollektives Unbewusstes konzipiert, in dem sich geistig-religiöse Tendenzen zeigen. Seine Inhalte sind die Archetypen, Symbole aus den unbewussten tiefen Schichten, die auch in Mythen, Träumen und Märchen ihren Niederschlag finden.

AP: Das kollektive U. hat nicht nur eine negative, bedrohende Bedeutung, sondern ist auch Quelle schöpferischer Kraft und Gestaltung. In ihm sind alle Erfahrungen und Konflikte, die die Menschen im Laufe ihrer Entwicklungsgeschichte gemacht haben, ihre Sehnsüchte und Weisheiten, enthalten.

PPT: Dem kollektiven U. entspricht in der DA die Annahme, dass der Mensch über die beiden Grundfähigkeiten, die Liebes- und Erkenntnisfähigkeit, verfügt, die zu seinem Wesen gehören. Der geschichtlich erworbene Aspekt des kollektiven U. wird durch Traditionen und kollektive Mythologien abgedeckt.

Verbalisierung, Stufe der (Verbalization, fourth stage of treatment): V. bezeichnet den Versuch der (Konflikt-)Partner, bestehende Missverständnisse aufzulösen. Sie übernimmt in der fünfstufigen Psychotherapie eine dreifache Funktion:

1. Durch sie wird die Hauptarbeit der Bewusstmachung geleistet. Vor allem werden Inhalte und Ereignisse ausgesprochen, die einem verdrängenden Höflichkeitsmechanismus zum Opfer gefallen sind, die aber gleichwohl den Hintergrund für eigene Einstellungen und Motivationen bilden. An ihre Stelle treten Höflichkeit und Ehrlichkeit. Dem Patienten kann der Verzicht auf bisher bewährte Verdrängungs- und Höflichkeitsmechanismen dadurch erleichtert werden, indem ihm die Folgen dieses Verzichts aufgezeigt werden.
2. V. ist nicht nur Mittel zum Zweck, sondern Therapieziel: mit dem Instrument *Sprache* Konflikte und ihre Ursachen zu erfassen und nach Lösungen zu suchen. Der Patient spricht über seine Probleme, und der Therapeut benennt neue Begriffe und Bedeutungen dazu; so kann er seine Konflikte besser erfassen. Außerdem wird über Geschichten die Intuition angesprochen. Durch all das wird das sprachliche Repertoire des Patienten erweitert.
3. Der dritte Aspekt bezieht sich auf das soziale Verhalten des Patienten und seine Kommunikationstechniken. Der ganz persönliche Kommunikationsstil des Patienten wird durchgearbeitet, alternative Kommunikationsformen werden aufgebaut. Es geht jedoch weniger um das Training formaler Interaktionen, sondern um ein inhaltlich ausgerichtetes Differenzierungs- und Übungsprogramm, das sich um den Schlüsselkonflikt Höflichkeit–Ehrlichkeit zentriert. Dies heißt, soziale Hemmungen oder gar asoziales Verhalten werden nicht lediglich durch neue, bewährte Techniken ersetzt, sondern es werden die zugrunde liegenden Störungen aufgehellt. Konkret: Wem gegenüber und wie oft treten Höflichkeits-/Ehrlichkeitskonflikte auf? Wie und wann äußern sie sich? Und auf welche Aktualfähigkeiten beziehen sie sich? Das DA-Kommunikationstraining kann in der Zweierbeziehung Patient-Therapeut oder in therapeutischen Gruppen angewandt werden, in denen bei erweitertem sozialem Umfeld das Höflichkeits-/Ehrlichkeits-Verhalten geprobt werden kann. Zur Selbstkontrolle können diese Übungen dem Patienten im Rollentausch oder durch Videoaufnahme vorgeführt werden. Er lernt so, seine Gefühle und sein Verhalten durch Beobachtung zu kontrollieren. Als besonders günstig hat es sich erwiesen, den Konfliktpartner in dieses Training einzubeziehen, entweder im Rahmen der Familientherapie oder als Selbsterfahrung des Patienten.

Verbundenheit (Attachment):
Die erste der 3 Interaktionsstadien*.
Zu Beginn einer jeden Therapie stehen Bedürfnisse des Patienten nach V. mit dem Therapeuten und nach emotionaler Wärme im Vordergrund.
Dies bedeutet, der Patient hat das Bedürfnis zu reden, möchte den Therapeuten als jemanden erleben, der sich für seine Probleme interessiert, der ihm zuhört und ihn akzeptiert. Diese Haltung zieht sich durch die ganze Therapie hindurch – sie ist gewissermaßen die Grundstimmung, von der das psychotherapeutische Geschehen getragen wird.
V. manifestiert sich nicht nur als eine umfassende Gefühlshaltung, sie resultiert vielmehr aus einer Anzahl von meist wenig beachteten Verhaltensweisen, an denen sich Vertrauen und Akzeptiertwerden festmachen.
Der Therapeut verhält sich zunächst vorwiegend passiv, er hört dem Patienten aufmerksam zu. Dann folgt eine steuernde Analyse: der Therapeut stellt gezielt Fragen und lässt dem Patienten Zeit, diese ausführlich zu beantworten.
Neben dem Bedürfnis nach V. zeigen Patienten ein mehr oder wenig ausgeprägtes Bedürfnis nach Unterscheidung, nach Informationen. Diesem Bedürfnis stehen viele Therapeuten kritisch, ja unbeholfen gegenüber. Informationen seitens des Therapeuten stehen im Verdacht, Manipulation zu sein und moralisierend zu wirken. Diese Auffassung scheint nur zu berechtigt, denn die Möglichkeiten der Manipulation innerhalb der Psychotherapie sind vielfältig. Dennoch ist das Bedürfnis des Patienten nach Unterscheidung genauso eine Realität wie die Tatsache, dass der Therapeut oft gegen seinen Willen Informationen gibt, Bewertungen andeutet und Unterscheidungen nahelegt. Diese Verhaltensweisen werden nicht dadurch kontrolliert, dass man vor ihnen die Augen verschließt, vielmehr ist die Stufe der Unterscheidung ausdrücklich und bewusst in die Therapie hinein zu nehmen.

Verdrängung (Repression):
Eine Erfahrung, die mit der Vorstellung von Angst und Strafe verknüpft ist, wird, gewissermaßen zum Selbstschutz, aus dem Bewußtsein abgeschoben und vergessen. Zu diesem Prozeß kommt es, weil die Erinnerung an das Erlebnis stark affektiv getönt und unangenehm ist und die Persönlichkeitsökonomie des Menschen bedrohen könnte. Die Erlebnisse werden ins Unbewußte verdrängt, bleiben aber dort affektiv besetzt und nehmen eine andere Form an: sie äußern sich, weil sie sich nicht offen zeigen können, maskiert, in Symbolen, Verhaltensweisen und körperlichen Symptomen.*

Verhalten, erwünschtes u. unerwünschtes (Desired-undesired behavior):
Die Verhaltenstherapie benennt Inhalte des sozial erwünschten oder unerwünschten Verhaltens. Leidensdruck, gesellschaftlicher Konsens, Ansichten von Eltern oder Lehrern sind die Kriterien, nach denen unerwünschtes Verhalten gelöscht und erwünschtes Verhalten aufgebaut wird.
PPT: Schwierigkeiten der Interaktion werden nicht im Formalen belassen (unerwünschtes Verhalten), sie werden in Form der sekundären und primären Fähigkeiten inhaltlich konkretisiert und im DAI systematisch dargestellt und bearbeitet.

Verhaltensauffälligkeiten bei Kindern u. Jugendlichen (Attention-getting behavior in children and youth):
(Z. B. Fingernägelkauen, Einnässen, Verwahrlosung, Schulschwierigkeiten, Aggressionen, etc.)
PPT: Die Fähigkeit eines Kindes oder Jugendlichen, auf bestimmte Situationen und Konflikte zu reagieren und symptomatische Verhaltensauffälligkeiten als Signale für eine Störung zu entwickeln.
Ausbaufähig: Höflichkeit, Ehrlichkeit, die Sensibilität und das Einfühlungsvermögen der Bezugspersonen, die Fähigkeit, Konflikte zu verbalisieren; Eltern als Therapeuten einsetzen; die Kinder nicht ohne ihre Eltern behandeln.

Verhaltenstherapeut (Behavior therapist):
Entweder Mediziner oder Diplom-Psychologe, der eine VT-Ausbildung absolviert hat. Nach den Prinzipien der Lerntheorie behandelt er Verhaltensstörungen. Dabei geht er davon aus, dass er die vorliegenden Störungen, Verhaltensauffälligkeiten, Ängste, Stottern, Bettnässen, Tics usw. durch Anwendung der Lerntheorie therapieren kann. Hierbei steht das Symptom im Vordergrund, das als eigentliche Störung gilt. Ein Patient, der unter Ängsten leidet, wird systematisch auf diese Ängste hin behandelt; die Frage nach der Entstehung dieser Ängste ist demgegenüber sekundär.
(Verhaltenstherapie s. unter Lerntheorie*)

Vertrauen – Zutrauen (Trust – confidence):
Definition und Entwicklung: Vertrauen: Fähigkeit, sich auf jemanden verlassen zu können, sich bei ihm geborgen zu fühlen. *Zutrauen:* Die Fähigkeit, Eigenschaften zu erwarten und sich auf bestimmte Leistungen und diese verlassen zu können. V. entsteht auf der Grundlage der primären Fä-

higkeiten und der Liebesfähigkeit, und bezieht die ganze Person, oftmals das gesamte Umfeld in ein Vertrauensverhältnis ein. Andererseits kontrolliert sich V. an einzelnen Erfahrungen, die hinsichtlich der Aktualfähigkeiten gemacht wurden, also durch Zutrauen.
Synonyme: Vertrauensvoll, vertrauenerweckend, vertrauenswürdig, vertrauensselig, jemandem nur Gutes zutrauen, die Hand für jemanden ins Feuer legen, so sicher wie das Amen in der Kirche, auf Treu und Glauben.
Störungen: Vertrauensbruch, Misstrauen, blindes V., Enttäuschung, Eifersucht, Hass, Neid, Ablehnung, überhöhte Erwartung, Misserfolgserwartung, Minderwertigkeitsgefühle, Resignation, Ängste, Depressionen.
Verhaltensregulative: »Glaube an Gott und binde dein Kamel fest!« Statt Misstrauen, mehr Wert auf Genauigkeit und Ehrlichkeit legen. Auf welche Eigenschaften, welche Personen und welche Gruppen bezieht sich Vertrauen, Zutrauen oder Misstrauen? Wie entstand Misstrauen, durch Enttäuschung oder Nachahmung?

Verwahrlosung (Degeneracy):
Äußere V. in bezug auf Kleidung und Manieren – ist von der inneren, sittlich-moralischen zu unterscheiden.
PPT: Die Fähigkeit, verbindliche Normen (Ausprägung der Aktualfähigkeiten) zu ignorieren oder ihnen zuwiderzuhandeln.
Ausbaufähig: Beziehungen Ich zum Du, zum Wir, die einzelnen Aktualfähigkeiten (Ordnung, Ehrlichkeit, Höflichkeit, Sauberkeit, Sparsamkeit, Pünktlichkeit etc.). Achten auf die Entwicklung von Zutrauen und Hoffnung, Verbundenheit – Unterscheidung und Ablösung.

Vorbild (Modeling):
Definition und Entwicklung: Die Fähigkeit, andere nachzuahmen bzw. selbst als Modell für Nachahmungen zu dienen. Nachgeahmt werden nicht nur Verhaltensweisen, die vom V. zur Nachahmung angeboten werden, sondern auch Haltungen, Einstellungen und Gefühlsausprägungen, die vom V. als Privatsache betrachtet werden. Nachahmung ist eine wesentliche Lernfunktion. Das Kind ahmt seine Eltern nach, weil es dies als lohnend empfindet, und weil sie belohnt wird. Nachahmung erfolgt oder unterbleibt, weil das V. belohnt oder bestraft wurde.
Synonyme: Abgucken, imitieren, kopieren, nachahmen, nacheifern, sich nach jemandem richten, in die Fußstapfen eines anderen treten.
Störungen: Nachahmungstendenzen, Einschränkung der eigenen Urteilsfähigkeit, affektive Ablehnung des Vorbildes, Schwanken zwischen Liebe

und Hass, Hemmungen, Idealisierung, überhöhte Erwartungen, Enttäuschungen, Selbstwertprobleme, finanzielle Schwierigkeiten.
Verhaltensregulative: Jede eigene Handlung kann als Vorbild dienen: Jedoch bedarf auch das beste V. der Nachprüfung: selbst sehen, hören, mit eigener Vernunft urteilen.

Vorbilddimensionen (Modeling dimension):
Die 4 V. sind die prägenden Beziehungen der 4 Medien der Liebesfähigkeit: Die Beziehungen der Eltern und Geschwister zum Kind prägen im Kind den Bereich Ich; die Beziehung der Eltern untereinander prägt im Kind die Beziehung zum Du, die Beziehung der Eltern zur Umwelt prägt in ihm den Bereich Wir. Schließlich: die Beziehung der Eltern zu Religion und Glaube prägt im Kind die Beziehung zum Ur-Wir, zur Phantasie, zur Glaubensfähigkeit und zum Sinn.
S. a. Liebesfähigkeit*, Medien der

Wärme (Warmth):
S. unter Gesprächspsychotherapie*

Wahnbilder (Mania, delusion):
Denkstörung in bezug auf die eigene Lebenswirklichkeit, die im Gegensatz zur allgemein akzeptierten Realität steht und auf Grund subjektiver Gewissheit unkorrigierbar ist; der Wahn kann von anderen nicht geteilt werden. Der Wahninhalt ist in der Regel kulturell und sozial bedingt. Formen: z. B. Beziehungswahn, Eifersuchtswahn, Größenwahn, Verfolgungswahn, Versündigungswahn.
PPT: *Eifersuchtswahn*: Phantasie im Zusammenhang mit Sexualität, Treue, Vertrauen und Mittel der Sinne.
Größenwahn: Phantasie im Zusammenhang mit Religion, Leistung/Erfolg, Prestige, Sparsamkeit, Kontakt und Mittel des Verstandes.
Verfolgungswahn: Phantasie, Gerechtigkeit, Gehorsam (Auflehnung und Unterwerfung unter allmächtig erscheinenden Autoritäten) und Mittel des Verstandes.

Wechseljahre (Climacteric):
Übergangsphase ab dem Beginn unregelmäßiger Zyklen bis hin zur Postmenopause, bedingt durch das Erlöschen der Ovarialfunktionen. Etwa ein

Drittel aller Frauen ist symptomfrei; ein Drittel leidet unter vegetativen Beschwerden, ein weiteres Drittel unter der gesteigerten Form des Menopausensyndroms.
PPT: Stufe der menschlichen Reifung, die »dritte Trotzphase«, Chance, Schwierigkeiten und Beschwerden zu benennen, die in den Jahren zuvor oftmals zwanghaft verdeckt wurden.
Ausbaufähig: Zielerweiterung, Stadium der Ablösung, Zeit, Hoffnung, Integration von Vergangenheit, Gegenwart und Zukunft, bestimmtes und bedingtes Schicksal. Mißverständnis Mann und Frau. W. sind ein physiologisches Geschehen, bei dem die Umstellung der Ovarialfunktion erfolgt, erfordern aber auch eine Umorientierung bezüglich der Geschlechtsrolle (Sexualität), der Familienrolle (Ablösung der Kinder), der Leistungsfunktion (Rentenalter). W. sind keine klinische Diagnose, vielfältige Faktoren können für die Beschwerden verantwortlich sein.

Wertschätzung (Valuing attention):
S. unter Gesprächspsychotherapie*

Widerstand (Resistance):
W. sind gewachsene Konzepte (d.h. Grundkonzepte*), die der Mensch – ähnlich wie Krücken – benutzt, um mit den Konflikten fertig zu werden; Sie sind teils bewusst, teils unbewusst.
Patienten »verkaufen« ihre Grundkonzepte, ihre individuellen Mythologien recht teuer. Schließlich helfen sie ihnen, mit bestehenden Konflikten überhaupt fertig zu werden. Wie ein Nichtschwimmer Angst hat, den Rettungsring loszulassen, um sich in ein Boot hineinheben zu lassen, hat der Patient Angst davor, seine bisher verwendeten Selbsthilfeeinrichtungen aufzugeben, obwohl sie ihn in einen Teufelskreis von Konflikten hineinmanövriert haben. Dies gilt vor allem dann, wenn der Patient sich nicht sicher ist, ob ihm der Therapeut tatsächlich Gleichwertiges oder gar Besseres bieten kann. W. und Abwehrmechanismen entwickeln sich, können einerseits die therapeutische Arbeit behindern, andererseits aber einen günstigen Einstieg in die Therapie bieten, wenn sie deutlich erkannt werden.
W. können sich in vielfältiger Form äußern: Schweigen, über etwas anderes sprechen, etwas vortäuschen, zu spät kommen, Sitzungen ausfallen lassen, die Psychotherapie für zu teuer oder zu zeitaufwändig erklären. Der Patient widersetzt sich den Regeln und verteidigt sein Verhalten mit dem er sein neurotisches Konzept schützt. Die Psychotherapie wird durch die

W. des Patienten zu einer Modellsituation für das Konfliktverhalten von Patient und Therapeut.

Inhaltlich liegen den W. die Aktualfähigkeiten und Medien der Grundfähigkeiten zugrunde. So gesehen sind Widerstände gegen die Psychotherapie sogar wünschenswert. Einen Patienten wegen hartnäckiger Widerstände von der Psychotherapie auszuschließen, bedeutet letztlich, ihn wegen seiner Krankheit abzulehnen.

Emotionale W. und Abwehrmechanismen sind nicht nur eine Charakteristik der Persönlichkeitsökonomie, sondern zum wesentlichen Teil sekundär entstanden aus der Art der Therapeut-Patient-Beziehung. Man kann eine für die gesamte psychotherapeutische Behandlung ausreichende positive Motivation nicht voraussetzen, sondern muß sie stetig unterstützen und fördern, statt den Patienten zu verschrecken. Für den Therapeuten weniger problematisch sind W., die darauf hinauslaufen, ihn zu idealisieren und auf Sozialbeziehungen außerhalb der Therapie gänzlich zu verzichten. Solche W. lassen sich theoretisch gut durcharbeiten; allerdings ist diese Arbeit für den Patienten nicht einfach. Der *Frontalangriff* auf Missverständnisse, W. und Abwehrmechanismen provoziert eine ebenso frontale Verteidigung: Therapie, sofern sie nicht inhaltlich orientiert ist, wird leicht zum Schattenkampf: intellektuell geprägt, ohne emotionale Beteiligung.

Die Positive Psychotherapie führt zwei häufig vorkommende Widerstände an: Sparsamkeit* und Zeit*. In anderen Kulturen können sich andere Konfliktbereiche zu großen W. entwickeln, die zwar das Alltagsleben bestimmen, aber deswegen nicht auffallen, weil sie für die jeweilige Kultur ganz selbstverständlich und allgemeingültig sind, z.B. Glaube und Religion*, sowie die Meinung der anderen*.

Die PPT geht nicht frontal vor, sondern sie umfährt W. zunächst durch Geschichten*, Spruchweisheiten und Witze. Geschichten sind unterhaltsam und stoßen das Tor zur Phantasie auf; die Phantasie gewinnt eine Depotfunktion. Die Auswahl von geeigneten Geschichten oder Witzen erfordert viel Erfahrung; sie werden so gewählt, dass sie den Grundkonflikt des Patienten berühren, aber ganz andere Lösungsmöglichkeiten bieten, die ihm selbst nicht in den Sinn kamen. (Alternativkonzept*)

W. und Abwehrmechanismen werden in der PPT als Missverständnisse* aufgefasst und in besonderen Kapiteln i.d. Büchern »Psychotherapie des Alltaglebens« und »Positive Psychotherapie« ausführlich behandelt.

Wille zum Sinn (Will of meaning):

Logotherapie: (V. Frankl) »Tatsächlich geht menschliches Dasein immer schon über sich hinaus, weist es immer schon auf einen Sinn hin. In diesem Sinne ist es dem Menschen in seinem Dasein nicht um Lust oder um Macht, auch nicht um Selbstverwirklichung; vielmehr um Sinnerfüllung zu tun. In der Logotherapie sprechen wir von einem Willen zum Sinn.«
PPT: Mit der Sinnfrage greift V. Frankl einen Aspekt der Realität heraus: die Zukunft. Der Sinn ist nicht etwas Allgemeines, sondern für den Menschen an einzelne inhaltliche Aspekte gebunden. Der Sinn des Lebens kann infrage gestellt werden, wenn Misserfolge, Ungerechtigkeiten oder materielle Verluste erlebt werden. Hier aber wird gefragt: Auf welche Aktualfähigkeiten* richtet sich der Sinn: auf Pünktlichkeit, Ordnung, Treue, Leistung, Sparsamkeit, Hoffnung, Glaube, Religion/Weltanschauung, Sex, Sexualität, Liebe?

WIPPF (WIPPF):

Wiesbadener Inventar zur Positiven Psychotherapie und Familientherapie, 1988.
Ein von Nossrat Peseschkian und Hans Deidenbach entwickelter Test, – nach langjähriger psychiatrischer, psychotherapeutischer und psychosomatischer Praxiserfahrung. Das Inventar besteht aus 4 Teilen:

- Fragebogen Das Erstinterview in der Positiven Psychotherapie: Es wird vom *Therapeuten* im Gespräch mit dem Patienten ausgefüllt.
- Fragebogen Wiesbadener Inventar zur Positiven Psychotherapie und Familientherapie (WIPPF): Er wird vom *Patienten* und anderen Familienmitgliedern selbst ausgefüllt.
- Ein Beobachtungs- und Trainingskalender für Seelische Gesundheit: Er dient dem *Patienten* und anderen Familienmitgliedern zur Selbsteinschätzung im Verlauf der fünfstufigen Therapie.
- Ein Faltkalender Der Arzt/Therapeut in Interaktion – 4 Formen der Arzt-Patienten-Beziehung: Er dient dem *Therapeuten* zur Selbsteinschätzung und -erfahrung.

Der Test basiert auf statistischer Auswertung von etwa 1300 Interviews mit Patienten und gibt signifikant die Bedeutung sozialer Normen unter transkulturellem Gesichtspunkt wieder.

Witze, therapeutische (Therapeutic jokes)

S. unter Widerstand*

Zeit (Time):
Definition und Entwicklung: Die Fähigkeit, Zeitabläufe zu gestalten und Stellung zu Vergangenheit, Gegenwart und Zukunft zu beziehen. Dies kann passiv geschehen, indem vorgegebene Zeiteinteilungen und -gestaltungen übernommen werden, und aktiv durch ein persönliches Zeitkonzept. Bereits von früher Kindheit an lernt das Kind, wie es selbst die Zeit gestalten kann, oder ob es sich passiv allem Geschehen aussetzt.
Synonyme: Langeweile, dauerhaft, beständig, vergänglich, utopistisch, Hetze, Freizeit, die guten alten Zeiten, Zeit verschwenden, Zeit ist Geld, kommt Zeit kommt Rat, nütze die Zeit, denn sie eilt.
Störungen: Überforderung, Unterforderung, Vernachlässigung, Angst, Grübelei, Eigenbrötelei, Stresserscheinungen, auf die Vergangenheit fixiert sein, einseitige Realitätsbezogenheit, Utopismus; Magenbeschwerden, Herzbeschwerden, Sexualstörungen.
Verhaltensregulative: Sich rechtzeitig überlegen, was man mit seiner Zeit anfangen möchte; mit Partner oder Familie darüber sprechen. Durch Planung können Störungen vermindert werden. Mit Überraschungen, die trotzdem auftreten, muss man fertig werden. Feststellen, was dringlich und weniger dringlich ist; nacheinander aufarbeiten. Wofür Zeit nehmen: Für sich, den Partner, die Familie, soziale Kontakte, Beruf, Weltanschauung/Religion.

Zeitgestaltungs-Typen (Types of time configuration):
Drei Typen lassen sich unterscheiden:
Bei dem *sekundär-orientierten Typ*: die überstrukturierte Zeit, in der fast jede Minute mit Aufgaben und Pflichten ausgefüllt ist; bei dem *naiv-primären Typ:* die unstrukturierte Zeit, Leerlauf, mit dem man nichts anfangen kann. Unstrukturierte Zeit wird von depressiven Patienten als gestaltlose, unlustbesetzte, erdrückende Masse beschrieben, in der sich Verpflichtungen, Belastungen und unangenehme Ereignisse zusammenballen; der *Doppel-Bindungstyp* zeigt einen Wechsel von Über- und Unterstrukturierung seiner Zeiteinteilung: Mal lebt er in den Tag hinein, mal belastet er sich vollständig mit Terminen und Aufgaben.

Zielerweiterung, Stufe der (Broadening of goals):
Ist die 5. und letzte Stufe der Behandlungsstrategie der Positiven Psychotherapie. Grundprinzip ist die Lernerfahrung, dass beispielsweise die Beziehung (zum Partner) nicht nur ein augenblicklicher Konflikt ist, sondern dass dieses Problem nur eines von vielen anderen ist. Es besteht immer

eine Reihe anderer Beziehungen zum Partner, als die zur Zeit konfliktbesetzten. Die für psychische Fehlhaltungen charakteristischen Zieleinschränkungen werden zum Gegenstand der Z.
Störungen und unterdrückte Verhaltensbereiche können mit Hilfe der Aktualfähigkeiten und Medien der Liebes- und Erkenntnisfähigkeit erfasst werden. Aspekte der Z, kamen bereits auf den anderen Stufen der Behandlung zur Geltung. So im Zusammenhang mit dem Ist- und dem Soll-Wert, den Verhaltensalternativen und – bei den individuellen Mythologien – dem Gegenkonzept, das ein Ergänzungskonzept ist. Die Aufgabe der Therapie war es, Verhaltensbereiche, Einstellungen und Denkformen in das Blickfeld des Patienten zu rücken und ihm die Möglichkeit zu geben, sich weitgehend frei für die eine oder andere Alternative zu entscheiden. So wird zunächst der Bereich der Aktualfähigkeiten zum Gegenstand der Z. Sie wurde bereits in der bisherigen Therapie angestrebt; indem der Patient beispielsweise lernte, nicht bloß auf die Pünktlichkeit seines Partners zu achten, sondern auch auf dessen Ehrlichkeit, Fleiß, Ordnung und Kontaktfähigkeit.
Z, ist Inbegriff der Therapie, während Zieleinschränkung das Wesen der Störung ausmacht. Auf der Stufe der Z, werden die Medien der Erkenntnisfähigkeit, also das Instrumentarium, mit dem man Wirklichkeit bewältigt, sowie die Medien der Liebesfähigkeit, also Dimensionen der psychosozialen Beziehungen, mit in die Therapie einbezogen.

Zuverlässigkeit, Genauigkeit, Gewissenhaftigkeit (Reliability, precision, conscientiousness):
Definition und Entwicklung: Z. bedeutet, sich auf einen Menschen verlassen zu können. Auch in unserer Abwesenheit wird er Vereinbarungen erfüllen und unsere Erwartungen nicht enttäuschen. Genauigkeit bedeutet, dass eine Aufgabe, wie vereinbart, erledigt wird. Je größer die Genauigkeit; umso geringer die Wahrscheinlichkeit von Fehlern. Gewissenhaftigkeit setzt einen inneren Maßstab für Genauigkeit, Sorgfalt und Korrektheit voraus. Man spricht von Gewissenhaftigkeit, wenn eine Leistung diesem inneren Maßstab entspricht, also mit dem Gewissen vereinbar ist.
Synonyme: Akkuratesse, Pedanterie, Exaktheit, sich auf jemanden verlassen können, Gründlichkeit, Perfektionismus.
Störungen: Umständlichkeit, mangelnde Flexibilität, Oberflächlichkeit, Vertrauensbruch, Angst vor dem Versagen, soziale und berufliche Konflikte, Zwangsvorstellungen, Zwangshandlungen, Enttäuschungen, Überforderung, Depressionen, Schuldgefühle, Schlaflosigkeit, Grübelei.

Verhaltensregulative: Z, und selbständige Arbeit wurden nicht in ausreichendem Maße erlernt (Minussymptomatik): große Aufgaben stellen Überforderung dar, deshalb kleine Aufgaben stellen, häufigere Kontrollschritte. Man hat gelernt, bestimmte Tätigkeiten zu perfektionieren, andere Bereiche werden dabei vernachlässigt (Plussymptomatik): Nach und nach neue Bereiche, vor allem aus den primären Fähigkeiten, erschließen. Zuverlässigkeit und Genauigkeit treten nur vorübergehend auf (inkonsequente Haltung); Kontaktbestrebungen werden mit einem Absolutheitsanspruch vertreten, um bald wieder aufgegeben zu werden; z. B.: Ein Patient ruft an und möchte sofort einen Termin haben, kommt aber dann gar nicht oder unpünktlich.

Zuwendung (Valuing attention):
S. unter Gesprächspsychotherapie*

Zwangsneurose (Compulsive neurosis):
Eine der wichtigsten Kategorien der Neurose, die von Freud herausgestellt wurde. Die Symptomatik wird beherrscht von diversen Formen der Zwangserscheinungen. Denken und Handeln kann bei den gravierendsten Formen so sehr von Zwangsgedanken, -handlungen und -impulsen beherrscht werden, dass auf Jahre hinaus keine Berufstätigkeit möglich ist. Z. ähnelt dann einer chronischen organischen Krankheit. Der Zustand tritt oft schon in der Kindheit, meistens im jugendlichen Alter in Erscheinung und verschwindet nur in 15 % der Fälle völlig; 45 % lassen sich bessern, 40 % bleiben unverändert. Während einzelne Zwangserscheinungen auch schon früher bekannt waren, entwickelte Freud 1894/95 erstmalig seine Theorie. Danach sind alle Zweifel, Hemmungen und Impulse die Folge eines Konfliktes, durch den die psychischen Energien des Betreffenden mobilisiert und blockiert werden. Die Symptome stellen Kompromisse zwischen Triebwünschen, ihren Verboten, der vom Über-Ich geforderten Sühne und verkleideten Ersatzbefriedigungen dar, zwischen denen sich das Ich nicht entscheiden kann (Ambivalenz). S. weiter Peters, S. 589
PPT: Verstärkt ausgeprägt ist das Bedürfnis nach Ordnung, Zuverlässigkeit, Genauigkeit, Gewissenhaftigkeit
Ausbaufähig: Gewissheit, Zeit, Zutrauen und Kontakt, Hoffnung, Zukunft, die Fähigkeit, sich überraschen zu lassen.

Zweifel (Doubt):
Definition und Entwicklung: Die Fähigkeit, einen Glauben in Frage zu stellen, Unterscheidungen zu treffen und Inhalte gegeneinander abzuwägen. Die Funktion des Z., die sich auf einzelne Aktualfähigkeiten und weniger auf die gesamte Persönlichkeit bezieht, wird im Umgang mit den Bezugspersonen gelernt.
Synonyme: Innerer Zwiespalt, schwanken, zögern, unschlüssig sein, mit sich selbst kämpfen, weder ja noch nein sagen.
Störungen: Unsicherheit, Angst, Ambivalenz, Stimmungsschwankungen, Launen, Ungeduld, Ungewissheit, Entscheidungsschwäche, Ratlosigkeit, Selbstwertprobleme, Negativismus.
Verhaltensregulative: Z. ist nicht bloß als Schwäche zu werten, sondern ist eine wesentliche Funktion einer zeitgemäßen Realitätskontrolle. Zweifelt man an sich, dem Partner, an der Welt oder an einzelnen Eigenschaften, die mit unserem Anspruch nicht mehr verträglich sind?

Anhang

Eine Geschichte auf den Weg

Der »Urschrei« des Kalifen (The Caliph's »Primal Scream«)

Eine schwere Krankheit hatte den König von Khorasän, Amir Mansurebue Nuh, befallen. Alle Behandlungsversuche schlugen fehl. Der große und bekannte Arzt Rasi wurde schließlich zurate gezogen. Er versuchte zu Beginn alle überlieferten Behandlungsformen, doch ohne Erfolg. Schließlich bat Rasi den König, ihn die Behandlung so durchführen zu lassen, wie er es für richtig finde. In seiner Hoffnungslosigkeit stimmte der König zu. Rasi bat den König, ihm zwei Pferde zur Verfügung zu stellen. Die schnellsten und besten Tazipferde wurden herbeigeschafft. Am frühen Morgen des folgenden Tages befahl Rasi, den König in das bekannte Bad »Jouze Mulian« in Buchara zu bringen. Da sich der König nicht bewegen konnte, trug man ihn auf einer Sänfte. Im Bad angekommen, hieß Rasi den König sich zu entkleiden, und befahl, dass alle Diener des Königs sich so weit wie möglich vom Bad entfernen sollten.

Zusammen mit einem seiner Schüler legte er den König in eine Wanne und übergoss ihn in schneller Folge mit heißem Wasser. Zugleich flößte er ihm heißen Sirup ein, der die Temperatur des Kranken erhöhte. Nachdem dies geschehen war, zogen sich Rasi und sein Schüler an. Rasi stellte sich vor den König und begann plötzlich, diesen auf die übelste Weise zu beschimpfen und zu beleidigen. Der König war schockiert und regte sich fürchterlich auf. In seiner ungeheueren Erregung bewegte sich der König. Als Rasi dies sah, zog er sein Messer, trat nahe an den König heran und drohte, ihn umbringen zu wollen. In seiner Angst versuchte der König sich zu retten, bis ihm seine Furcht plötzlich die Kraft gab, aufzustehen. Rasi floh zusammen mit seinem Schüler aus der Stadt.

Der König brach erschöpft zusammen. Als er aus seiner Ohnmacht erwachte, fühlte er sich freier und konnte sich bewegen. Noch zornbeladen, schrie er nach seinem Diener, ließ sich ankleiden und ritt zu seinem Palast zurück. Die versammelten Menschen jubelten, als sie ihren König frei von Gebrechen sahen. Acht Tage später erreichte den König ein Brief des Arztes, in dem er seine Vorgehensweise erklärte:

»Ich habe zunächst alles gemacht, was ich als Arzt gelernt hatte. Als dies keine Früchte brachte, erhitzte ich deinen Körper künstlich und gab dir

über deinen Zorn die Kraft, deine Glieder zu bewegen. Als ich sah, dass deine Heilung begonnen hatte, verließ ich die Stadt, um deiner Strafe zu entfliehen. Für die gemeinen Beleidigungen, die ich dir in deiner Hilflosigkeit zugefügt habe, schäme ich mich abgrundtief.«

Als der König dies vernahm, erfüllte tiefe Dankbarkeit sein Herz, und er bat den Arzt, zu ihm zu kommen, damit er ihm seinen Dank beweisen könne.

Brief an das Herz
(Auszug)

Eine 37-jährige Patientin, die unter starken Herzbeschwerden und Angstzuständen litt, wurde im Rahmen der Positiven Psychotherapie behandelt. Nach dem Erstgespräch beschäftigte sie sich mit ihren Symptomen. Sie schrieb einen Brief an ihr Herz.

Mein liebes Herz,

Kopf: Warum machst du mir solche Angst? Ich habe lange Zeit gar nicht gewusst, dass es dich noch gibt, weil ich dich nicht gespürt habe. Jetzt schlägst du aber mit einer solchen Vehemenz und Frequenz, dass du mir damit schier den Atem nimmst. Ich habe schon zwei geliebte Menschen an einem kaputtgegangenen Herz verloren, meine Mutter und ihre Mutter, meine Großmutter. Diese beiden Frauen habe ich sehr geliebt, und sie hatten auch immer Vorbildfunktion für mich. Als sie gestorben sind, plötzlich, sie sind einfach tot umgefallen, habe ich auch einen Teil von mir verloren. Es gab keine Zeit zum Abschiednehmen, ganz abgesehen davon, dass ich auch gar nicht räumlich anwesend war. Und jetzt kommst du, liebes Herz, und pochst so heftig und schnell und manchmal auch ganz unregelmäßig und stolperst so stark, dass ich Angst bekomme, du könntest jeden Moment stehen bleiben. Was willst du mir eigentlich damit sagen? Willst du mich warnen, dass ich mich nicht übernehme? Du kennst mich und weißt, dass ich mich auch über meine eigentlichen natürlichen Grenzen belaste, wenn es darum geht, das Ganze zu retten oder zu erhalten. Ich denke an mich selbst zuletzt und du weißt, dass ich nicht ängstlich bin. Willst du mir mit der Angst, die du mir durch dein Verhalten machst, die Augen öffnen für den Blick auf meine Person? Oder reagierst du, weil mein Partner mir mit seinem Verhalten das Herz, also dich, gebrochen hat?

Bauch: Auf alle Fälle bin ich durch dein Verhalten wach geworden, im wahrsten Sinne des Wortes. Du hast mich aus dem Schlaf gerissen und mich nicht mehr einschlafen lassen. Ich bin nicht nur wach, sondern auch wachsam und misstrauisch geworden, sicherlich nicht unberechtigt. Dein Partner hat sich so aggressiv gegen mich verhalten, dass ich Angst um mein Leben bekam. Als du damit anfingst, mich nicht einschlafen zu lassen, bzw. mich lange vor dem Weckerklingeln aus dem Schlaf gerissen hast, war ich sehr verärgert über dich und habe dich verflucht, weil ich mich doch so sehr nach Schlaf, nach »Ausschlafen«, gesehnt habe. Außerdem hatte ich auch das Gefühl, dass durch den Schlafmangel meine körperlichen Kräfte nachließen, was die Angst nach sich zog, meinen Beruf nicht mehr erfüllen zu können.

Füße: Heute bin ich dir dankbar, dass du mich so »gequält« hast. Du hast mir auf diese Weise geholfen, eine Entscheidung zu treffen, die ich sonst wohl nicht gewagt hätte zu treffen. Seitdem ich die Entscheidung gegen den Herzensbrecher getroffen habe, hast du dich ganz selten noch mal gemeldet. Ich danke dir für das gemeinsame Erleben und hoffe, dass du dich, wenn es nötig sein sollte, rechtzeitig wieder meldest. Ansonsten freue ich mich auf die Zeit, wo wir wieder harmonisch und fast unbemerkt miteinander leben können.

Deine …

Zwei Fallbeispiele

Fallbeispiel A

Positiver Umgang mit Bluthochdruck und Schwindelattacken

Diagnose: Psychosomatische Beschwerden auf der Basis einer abnormen Trauerreaktion mit erheblichem Leidensdruck

1. Stufe: Beobachtung und Distanzierung
Frau G., 54 Jahre, kommt in Begleitung ihres Ehemannes. Sie ist eine zarte Frau, hat einen 26-jährigen Sohn und arbeitet seit 25 Jahren in einem Steuerbüro. Seit ¼ Jahr leidet sie an Bluthochdruck und Schwindel mit dem Gefühl, wie in einem hinabfallenden Fahrstuhl zu sein, zusätzlich bekommt sie Herzrasen und Angstattacken. Sie hat Angst, ohnmächtig zu werden, zu fallen, keine Kontrolle über sich zu haben. Wenn sie sich dann hinsetzen kann, beruhigt sie sich langsam. Ihr Ziel ist es, mit Bluthochdruck und Schwindelgefühl leben zu können und mit den Schwindelattacken umgehen zu lernen.
Entscheidend war, die Patientin für die Psychotherapie zu gewinnen. Im Sinne des Positiven Vorgehens (Bluthochdruck: Sie haben die Fähigkeit, auf permanenten äußeren Druck mit einer Erhöhung des inneren Drucks, des Blutdrucks, zu reagieren; und Schwindelzustände: Sie besitzen die Fähigkeit, sich nicht festzulegen und keine Entscheidung zu treffen) fragte ich sie, welche Bedeutung diese Beschwerden für sie hätten, und weiterhin, welche positiven Aspekte die Krankheit gerade für sie bietet. Die Patientin reagierte darauf erst schockiert, dann interessiert und konnte vom Symptom auf den Konflikt schließen.

Beschwerden im Bereich Körper:
Körperliche Aktivitäten wie zum Beispiel Tennisspielen werden wegen Bluthochdrucks und Schwindelattacken immer weiter eingestellt. Sie hat das Gefühl, dass sie sich auf ihren Körper nicht mehr verlassen kann und dieser mit ihr macht, was er will. Auf gesunde Ernährung legt sie viel Wert.

Beschwerden im Bereich Leistung:
Frau G. arbeitet in einem Steuerbüro. Sie nimmt die Arbeit sehr genau und wichtig. Sie brachte auch Arbeit mit nach Hause, insbesondere vor und nach der Urlaubszeit. Arbeit an andere Mitarbeiter abzugeben, kommt für sie nicht in Frage. Die Beziehung zu den Kollegen ist oberflächlich, freundlich, nur auf den Arbeitsbereich beschränkt. Persönliches wird nicht mitgeteilt. Aufgrund der Erkrankung fiel sie für zwei Wochen aus, woraufhin ihre Chefin die Arbeit an einen anderen Mitarbeiter gab, was Frau G. als Vorwurf verstand, so dass sie sich ärgerte, aber gleichzeitig versuchte, noch mehr zu arbeiten, um den Ansprüchen gerecht zu werden.
Durch die plötzlichen Schwindelattacken traute sie sich nicht mehr, von ihrem Platz aufzustehen. Sie vermied das Verlassen ihres Arbeitsplatzes und stand erst auf, wenn niemand im Raum war. Jemandem anvertrauen konnte sie sich an der Arbeitsstelle nicht.

Beschwerden im Bereich Kontakte / Familie:
Nach dem Verlust von Mutter und Bruder innerhalb der letzten fünf Jahre ist die wichtigste Person ihr Mann; er gibt ihr Halt und Unterstützung. Die Beziehung zu ihrem Ehemann wird seit Auftreten der Schwindelattacken noch enger. Er bringt sie zur Arbeit, holt sie von dort ab; sie gehen gemeinsam einkaufen. Treffen mit Bekannten jedoch finden zunehmend weniger statt. Der Sohn ist dabei auszuziehen, worüber sie sehr froh ist; andererseits schämt sie sich, darüber froh zu sein.

Beschwerden im Bereich der Phantasie / Zukunft:
Sie hat Angst, dass die Schwindelattacken ihr Leben zunehmend einschränken. Da medizinisch kein Grund für diese Attacken gefunden wurde, sucht sie nun nach anderen Möglichkeiten, was diese beheben ließe. Weitere Wünsche hat sie nicht; sie möchte weiterhin arbeiten und in Ruhe leben. Religion spielt in ihrem Leben keine Rolle, sagt sie. Sie träumt oft von der Mutter und ihrem Bruder und kann darüber mit niemandem sprechen (…).

2. Stufe: Inventarisierung:
Bei der Bearbeitung des Balancemodells fiel auf, dass der Bereich Leistung ein großes Übergewicht hat, wohingegen die Bereiche Phantasie / Zukunft und Körper zu kurz kommen. Verständlich werden die Beschwerden vor dem Hintergrund der Vorbild-Dimensionen, welche die ursprünglich erlebten familiären, gesellschaftlichen und weltanschaulichen Beziehungen beschreiben.

3. Stufe: Situative Ermutigung:
Frau G. wurde bestätigt, dass sie sich nach den Schwindelanfällen nicht entmutigen ließ und immer wieder neu versuchte, ihren Alltag zu bewältigen. Einen Konfliktpunkt sah sie in ihrer Überkorrektheit am Arbeitsplatz. Frau G.s Befürchtung, sie werde bei Ausfall oder Nicht-Erbringen der erwarteten Arbeitsleistung nicht anerkannt werden, war für sie im Geiste bereits Realität geworden. Daher gefielen ihr die Lebensweisheit »Angst bringt die Lahmen auf die Beine« und die Geschichten des »Bauern mit dem Kind und dem Esel« und »Fünfzig Jahre Höflichkeit« besonders gut. Sie fand den Mut, die Arbeit auf die Arbeitszeit zu beschränken.

4. Stufe: Verbalisierung
Frau G. war nach anfänglichem Zögern geradezu erleichtert, dass sie nun nicht nur die Erlaubnis, sondern die Pflicht hatte, die Arbeit einzuschränken. Sie hatte sich bisher völlig auf den Leistungsbereich konzentriert und darüber definiert, um sich mit den Konflikten in anderen Bereichen nicht auseinandersetzen zu müssen. Ursache dafür war u. a. übergroße Höflichkeit, denn sie wollte die Erwartungen ihres Arbeitgebers und der Kollegen unbedingt erfüllen. In dieser Stufe wurde mit der Patientin der Schlüsselkonflikt Höflichkeit – Ehrlichkeit unter dem Aktualkonflikt, Grundkonflikt und inneren Konflikt bearbeitet.

5. Stufe: Zielerweiterung

Bereich Körper / Sinne:
Frau G. wurde sowohl medikamentös als auch psychosomatisch behandelt. Der Blutdruck normalisierte sich, Schwindelanfälle traten nur noch selten auf.

Bereich Leistung:
Frau G. möchte keine Arbeit mehr mit nach Hause nehmen, sie will das Zuviel an Arbeit an andere Kollegen weitergeben. Sie entscheidet, dass sie auch krank sein darf. Frau G. will zu einer sympathischen Kollegin Kontakt aufnehmen; ihr eventuell später auch von den Schwindelattacken erzählen.
Damit eröffnet sich Frau G. die Möglichkeit eines wechselseitigen Verstehens unter Kollegen und eines sich daraus ergebenden wechselseitigen Verständnisses auch für menschliche Schwächen.

Bereich Familie/Freunde:
Frau G. will den Kontakt zu ihren Bekannten, trotz ihrer Schwindelattacken, wieder vermehrt aufnehmen und sich nicht weiter zurückziehen. Sie möchte mit Hilfe ihres Mannes ihren Bewegungsradius jeden Tag ein bisschen mehr ausbauen.

Bereich Phantasie/Zukunft:
ist in der Lage, mit ihrer Situation anders umzugehen, um sich Schritt für Schritt wieder an ihre frühere Lebensqualität anzunähern. Sie ist auch bereit, einen Kurs für Autogenes Training zu besuchen, um durch Entspannungsübungen den Schwindelattacken zukünftig weniger ausgeliefert zu sein. Die therapeutische Strategie richtete sich primär auf die nicht erlebten Bereiche wie Kontakt mit anderen, Umgang mit Verlust, Trauer und Tod, die im Rahmen der fünf Stufen innerhalb von sechs Monaten in 22 Sitzungen erarbeitet wurden.
Durch »Briefe« an Angst, Depression, Schwindelzustände, Herzrasen, Beruf, Familie und Trauer erreichte sie eine erhebliche Besserung der Beschwerden.

Fallbeispiel B

Diagnose: Anpassungsstörung mit Angst- und depressiven Reaktionen bei überwiegend narzisstischer Struktur mit teils paranoiden Anteilen

Erstinterview

Frau L ist eine junge freundliche Patientin; sie wirkt zugewandt, aber auch kritisch und reserviert. Im Rahmen einer konflikthaften Partnerschaft entwickelte Frau L zunehmend eine depressive Symptomatik, Verlassensängste und Schlafstörungen. Durch Konzentrationsmangel macht die Patientin Fehler am Arbeitsplatz; dies führte zu einer Abmahnung. Diese Abmahnung verstärkte die depressive Stimmung. Sie berichtete von sozialem Rückzug: »Ich habe keine Lust mehr, mit meinen Freunden auszugehen, kann mich nicht freuen, bin froh, allein zu sein.«

Auslöser der Beschwerden
Vor knapp einem Jahr hatte sich die Patientin endgültig von ihrem Partner getrennt. Dadurch verstärkte sich die depressive Stimmung; es traten Magenschmerzen und Spannungskopfschmerzen hinzu. Auf jede Form negativer Kritik im beruflichen oder privaten Bereich reagierte Frau L mit Fru-

stration und Gereiztheit. Aufgrund der mangelnden Frustrationstoleranz wechselte Frau L wiederholt ihren Arbeitsplatz; sie strebt eine berufliche Umorientierung als Maskenbildnerin/Visagistin an.

Symptomatik im Bereich der Leistung
Die Patientin ist sehr leistungsorientiert, möchte alles perfekt machen. Sie erreichte sowohl in Schule als auch im Studium gute Leistungen. An den Arbeitsplätzen brachte sie gute Leistungen. Dann jedoch traten bei Frau L Konzentrationsstörungen auf; auch ihr Interesse an der Werbebranche schwand. Ständigen Überstunden und dauerhaftem Termindruck sah sie sich nicht mehr gewachsen.

Symptomatik im Bereich der Kontakte
Die Patientin spricht sehr traurig über ihr Beziehungsverhalten; es sei so, dass sie fürsorglich und aufopfernd ist. Dies wird aber von ihrem Umfeld nicht so erlebt. Partner sehen Frau L als kränkend und verletzend an und brechen den Kontakt ab (maladaptiver Teufelskreis). Nur mit einer langjährigen Freundin hat sie eine unbelastete Beziehung.

Biographische Anamnese
Frau L wuchs als Einzelkind eines Lehrerehepaars auf. Die Großeltern wohnten weit entfernt; die Patientin hatte keine enge emotionale Bindung zu ihnen. Kurz nach der Geburt nahm die Mutter ihren Beruf wieder auf. Frau L empfand ihre Mutter bereits im Alter von 5–6 Jahren als emotional abweisend, egoistisch, unzuverlässig und nicht einfühlsam. Frau L habe immer um die Anerkennung und die Aufmerksamkeit ihrer Mutter kämpfen müssen. »Meine Mutter wollte, wenn sie nach Hause kam, nur noch ihre Ruhe haben.«
Den Vater empfand sie als warmherziger und fürsorglicher als die Mutter; sie idealisierte ihn. So berichtet sie: »Der Vater war viel zu gut für meine Mutter.« Aber auch der Vater habe sich nie wirklich mit ihr beschäftigt. Ihre Eltern stritten nur selten in ihrem Beisein und waren sich in Erziehungsfragen immer einig. Sie empfand, als Einzelkind einer »Elternwand« gegenüberzustehen. In der Pubertät nahmen die Auseinandersetzungen mit der Mutter deutlich zu. Frau L spürte einen Konkurrenzkampf mit der Mutter. Die Mutter kritisierte Figur und Kleidung der Tochter. Der Vater hielt sich aus Streitigkeiten heraus und bezog nie Stellung. Im Alter von 17 Jahren zog die Tochter zu Hause aus.
Trotz aller familiären Konflikte schloss Frau L die Schule mit gutem Abitur ab. Ihr erster Freund gab ihr damals emotionale Wärme und Geborgenheit Er war der erste Mensch, der sie so annahm, wie sie war.

Nach dem Abitur lebte die Patientin wieder bei ihren Eltern und begann eine Ausbildung in der Werbebranche. Nach der Ausbildung zog Frau L in eine nahe Großstadt, um einen Studiengang im Marketing-Bereich zu absolvieren. Die Eltern finanzierten das Studium. Die Patientin brauchte sich nur um das Studium zu kümmern. Nach Abschluss des Studiums arbeitet sie oft nur für kurze Zeit in verschiedenen Bereichen der Werbebranche. An dem letzten Arbeitsplatz fühlte sich Frau L häufig überfordert durch die in dieser Branche üblichen Arbeitstage von 10–12 Stunden. Daher entschied sich Frau L, ihren festen Arbeitsplatz aufzugeben und eine Ausbildung in der Kosmetikbranche zu beginnen. Diese Ausbildung beendet Frau L und strebt nun die berufliche Selbständigkeit an.
In der letzten und in der zurzeit bestehenden Partnerbeziehung neigt sie dazu, ihre Partner zu idealisieren.

Psychodynamik

Aktualkonflikt
Bei der Patientin kam es zur aktuellen Dekompensation durch das Abbröckeln der stabilisierenden Objekte. Frau L war immer gewohnt, im Beruf erfolgreich zu sein und über den Leistungsbereich viel Anerkennung zu erhalten. Am Arbeitsplatz fühlte sich Patientin zu Beginn der Therapie überfordert.
Zum anderen hatte Frau L am Anfang der Therapie häufig wechselnde Partner und steckte in einem aktuellen Partnerschaftskonflikt. So konnte sie keine Stabilisierung des narzisstischen Selbst über einen Partner erfahren. Die Partnerschaften dienten oft der Selbsterhöhung und der Selbstbestärkung. Auch Versuche, in dieser Situation emotionale Unterstützung in der Familie zu erhalten, misslangen. So traten die abgewehrten Selbstzweifel und Selbstwertdefizite immer mehr in den Vordergrund und führten schließlich in die depressive Stimmung.

Grundkonflikt
Die primäre Einzelkindsituation der Patientin zeichnet sich durch ein Maximum an materieller Verwöhnung durch die Eltern, aber auch durch einen deutlichen Mangel an emotionaler Wärme und spiegelnden Selbstobjekterfahrungen in der Kindheit aus. Besonders die Mutter war immer bestrebt, das Bild der Familie nach außen hin in allen Bereichen als perfekt erscheinen zu lassen. Auch betonte die Mutter stark die körperliche Schönheit der Tochter und kritisierte diese sofort hart, wenn die Patientin diesen Schönheitsidealen nicht entsprach. In der Pubertät war die Beziehung zur

Mutter durch unbewusste Motive wie Neid und Rivalität um Vater und Großmutter besetzt. Frau L fühlte sich gegenüber der Mutter immer zurückgesetzt; dies löste (narzisstische) Wut aus.
Frau L hatte nie das Gefühl, von ihren Eltern in der frühen Kindheit bedingungslos geliebt worden zu sein. So war sie früh »gezwungen«, die vermisste Liebe in übersteigerter Weise immer wieder zu suchen. In ihrer Entwicklung hatte Frau L nicht die Möglichkeit, durch phasengerechte Internalisierung gut integrierte, innere Objekte aufzubauen. Dies erklärt sich durch das stark ambivalent besetzte Verhalten der Eltern. Sie konnte kein echtes Selbstwertgefühl mit klarem Selbstbild entwickeln. Frau L kann sich nur durch äußere Objekte stabilisieren, wie z.B. durch übermäßige Leistung in der Schule oder am Arbeitsplatz oder Bewunderung durch einen Partner.

Innerer Konflikt
Durch die labile narzisstische Homöostase ist die Patientin extrem von äußeren Selbstobjekten abhängig und reagiert heftig auf kleinste Kritik oder Kränkung. Aufgrund der Größenphantasie über z.B. unbegrenzten beruflichen Erfolg, ideale Liebe und Schönheit erwartet sie von ihrer Umgebung immer eine bevorzugte und besonders empathische Behandlung. Sie selbst jedoch geht wenig auf Gefühle und Bedürfnisse anderer ein und wirkt oft etwas arrogant.
Frau L fühlt sich schon immer in vielen Lebenssituationen (Beruf, Partnerschaft, Beziehungen zu Freundinnen) abgelehnt und ausgegrenzt, sobald ihre Bedürfnisse nach übermäßiger Bewunderung und bevorzugter Behandlung nicht erfüllt wurden. Bei Frau L liegt der aktive Modus des Objekt-Selbstwert-Konfliktes vor.

Behandlungsplan
Zu Beginn der Therapie soll der Trennungskonflikt vom Lebenspartner bearbeitet und eine tragfähige therapeutische Beziehung aufgebaut werden. Zunächst übernimmt der Therapeut Containerfunktion. Hierdurch werden emotionaler Druck, Wut und Verzweiflung hinsichtlich der Trennung reduziert.
Aufgrund der narzisstischen Defizite soll später versucht werden, selbststärkende, bestätigende und spiegelnde Selbst-Objekt-Erfahrung anzubieten. Durch fokal begrenzte emotional korrigierende Erfahrungen soll in kleinen Schritten erreicht werden, dass die Patientin Verlässlichkeit und Wertschätzung verinnerlicht und somit mehr Vertrauen gewinnen kann. Es

soll der Patientin möglich werden, mit ihrer Struktur besser umgehen zu können, um den Frustrationen und Kränkungen im Alltag besser gewachsen zu sein.
Im Schutze der therapeutischen Beziehung soll die Patientin im Rahmen der Übertragungsarbeit Zugang zu den introjizierten negativen Mutteranteilen finden. Der Fokus soll sich auf aggressive Emotionen (Wut) und negative Motive (Neid, Rivalität) richten. Dabei sollen auch ihre hohen Erwartungen an idealisierte Personen in ihrer Umgebung bewusst gemacht und abgebaut werden, um einer neurotischen Wiederholung entgegenzuwirken.

Differentialdiagnostische Erwägungen
Die depressive Reaktion der Patientin trat während eines Anpassungsprozesses im Rahmen einer entscheidenden Lebensveränderung auf. Die Symptome stehen in direktem Zusammenhang mit zunehmenden beruflichen und privaten Belastungen und der damit einhergehenden intrapsychischen und interpersonellen Konfliktlage. Diese depressive Reaktion führte zu einer Behinderung der sozialen Funktion und der Leistungsfähigkeit. Diese Kriterien sprechen für eine Anpassungsstörung auf dem Boden einer überwiegend narzisstischen Struktur mit teils paranoiden Anteilen. Differentialdiagnostisch hätte auch aufgrund der affektiven Auffälligkeit die Diagnose einer mittelschweren Depression in Erwägung gezogen werden können.

Indikation und Motivation
Die Patientin hatte zu Beginn der Therapie starken Leidensdruck. Die wiederholten Trennungssituationen und die selbst geäußerte Sorge vor der Wiederholung lösen in Frau L eine hohe Veränderungs- und Motivationsbereitschaft aus. Für die günstige Prognose spricht auch, dass die Patientin differenziert und introspektionsfähig ist. Andererseits wird die therapeutische Beziehung belastet durch die Übertragung der negativen Mutteranteile auf den Therapeuten.

Anfangsbeziehung / Beziehungsaufbau und Problemexposition

1. Beziehungsaufbau
Zu Therapiebeginn bestand großer Leidensdruck bei der Patientin. Der hohe Leidensdruck erleichterte den Fortgang der Therapie. Trotz empathischer Haltung, Äußerungen der Bestätigung und der Unterstellung von positiven Intentionen zeigte sich Frau L oft kritisch hinterfragend, zum Teil abweisend.

Als Therapieziele äußerte Frau L: Unterstützung im Rahmen des Trennungskonfliktes; Veränderung der konflikthaften Beziehung zur Mutter; Stärkung des Selbstwertgefühls. Die Patientin möchte sich in der Beziehung zum Partner sicher fühlen, nicht immer alles kritisch hinterfragen müssen.
Der Auftrag an den Therapeuten: »Hör mir zu und bewundere mich.«

2. Themenschwerpunkte in der Anfangsphase
Beziehungskonflikte bezüglich des Expartners und der Mutter, aktuelle Situation am Arbeitsplatz, Vorstellen der vier Bereiche (Körper, Leistung, Kontakte, Phantasie); Herausarbeiten der Ressourcen in den vier Bereichen. Besprechen der besonders einschneidenden Life-Events der letzten fünf Jahre.
Seitens des Therapeuten: Affektwahrnehmung, Bearbeiten des rigiden Über-Ich-Konzeptes (Neigung zum Perfektionismus).

3. Angewandte therapeutische Maßnahmen
Nachdem durch empathisches Zuhören und Unterstellen von positiven Intentionen eine tragfähige Patienten-/Therapeutenbeziehung aufgebaut werden konnte, folgte die Affektespiegelung und Klarifizierung. Da die Patientin aufgrund ihrer rationalisierenden und intellektualisierenden Abwehr nur schwer Zugang zu ihren Gefühlen fand, wurde versucht, das Affekterleben zu intensivieren, indem belastende und konflikthafte Situationen mit der Mutter von der Patientin so genau wie möglich erzählt und dahinterstehende Erwartungen geschildert wurden. Dieses Vorgehen führte zu einer deutlichen Entlastung. Als bedeutende Affekte in der Beziehung zur Mutter, aber auch zum Vater, standen die Gefühle des Alleingelassen- und Unwertseins (Verlusterlebnisse). Ein typisches Beziehungserlebnis: die Eltern stehen wie eine Front ihr gegenüber.
Dann wurde versucht, bei unangemessen erscheinendem Affekterleben, Affekte aus der Vergangenheit von Affekten der Gegenwart zu trennen. Durch wiederholtes Durcharbeiten gelang es, eine bessere Distanz zum Gesamtaffekt herzustellen und den Einfluss Affekte auf das eigene Denken und Erleben zu modulieren. So überdeckten die negativen Affekte aus der Kindheit immer wieder die aktuelle Beziehung zur Mutter. Erst als es der Patientin gelang, auch positive Eigenschaften bei der Mutter zu sehen und die Affekte aus der Vergangenheit von der derzeitigen Beziehung zu trennen, konnte sich die Beziehung zu ihr bessern. Frau L zeigt sich überzeugt: »Nur wenn ich alles perfekt mache, werde ich geliebt«. Wenn die Patientin diese hochgesteckten Ziele nicht erreichen konnte, fühlte sie sich

insuffizient und minderwertig. Im zweiten Bereich *Leistung* fühlte sich Frau L meist gut und erfolgreich, im dritten Bereich *Kontakte* traten gehäuft Insuffizienzgefühle auf.

4. Übertragungsbeziehung und Einsichten durch die Supervision
Nach anfänglicher Entlastung trat bald die teils abwertende, teils fordernde Haltung der Patientin zutage. Belastend für die Therapie war dann tatsächlich die Übertragung der negativen Mutteranteile auf mich. Mit Hilfe der Supervision gelang es dem Therapeuten, sich nicht zu sehr von den negativen Affekten der Patientin ergreifen zu lassen, sondern beobachtende Distanz zu wahren. Besonders zu Beginn der Therapie, aber auch im späteren Verlauf, lehnte Frau L das Arbeiten mit Geschichten, das Malen oder Rollenspiele konsequent ab. Im Rahmen der Supervision wurde diese Haltung als Angst vor Kontrollverlust gewertet. Dieses Verhalten lässt sich durch die narzisstische Struktur der Patientin verstehen: fremde Hilfe ist für sie eine Kränkung.
Um ihr Bedürfnis der Kontrolle zu respektieren, wurde der Patientin die Themenwahl in jeder Stunde freigestellt.

Mittlere Phase / Einsicht und Beziehung, Widerstand und Übertragung

Themenschwerpunkte
Bearbeiten von akuten realen Konflikten:
Aufgabe des Arbeitsplatzes; Entscheidungsfindung für neue Berufsausbildung; schwere Erkrankung und Tod der Großmutter; Arbeiten am Selbstwertgefühl, Klärung der interpersonellen Beziehung der Herkunftsfamilie, Klären der negativen Überzeugung in der neuen Partnerschaft. Konfrontieren der Patientin mit problematischen Verhaltensweisen, die Anlass für interpersonelle Problemsituationen sind, Ressourcen bewusst machen.

Angewandte therapeutische Interventionen
Klären und Konfrontieren aus einer wohlwollenden Grundstimmung und Deuten von unbewussten Determinanten des Erlebens und des Verhaltens der Patientin in wichtigen Beziehungen. So sieht sich die Patientin als liebevolle und einfühlsame Tochter, Freundin und auch Partnerin. Jedoch wundert sich Frau L, dass sich immer wieder Freunde und Partner von ihr abwenden.
Im Rahmen der Konfrontation wird versucht, diese Diskrepanz zu spiegeln und bewusst zu machen. Die Fähigkeit zur Mentalisierung ist bei Frau L

deutlich herabgesetzt. Sie war nicht in der Lage, aus nonverbalem Verhalten Rückschlüsse darauf zu ziehen, was in jemandem vorgeht. Sie vermag sich nicht in die Gefühle anderer hineinzuversetzen und sich vorzustellen, wie sie selbst auf andere Menschen wirkt.

Der Patientin sollten ihre Affekte bewusst gemacht werden, um sie auf andere Situationen und Personen zu übertragen. Frau L war nicht in der Lage, die Sorge ihres Partners um seine tumorkranke Mutter zu verstehen, für sie stand sorglose Zweisamkeit im Vordergrund. Erst der Vergleich ihrer Gefühle beim Tod der eigenen Großmutter ließ die Patientin die Gefühle des Partners verstehen. Ihr Selbstwertgefühl konnte durch bewundernde und lobende Hinweise auf ihre vielen Fähigkeiten gestärkt werden. Besondere Fähigkeiten waren ihre Wortgewandtheit, ihr Mut zur Veränderung, ihre berufliche Leistungsfähigkeit und ihre schnelle Auffassungsgabe. Um Distanz zu ihren negativen Überzeugungen zu bekommen, sollte die Patientin sich von einer Außenposition betrachten. Zur Selbstwertstärkung nutze ich folgende Übungen: Körperreise zur Steigerung der Selbstbeobachtung. Diese wurden von der Patientin gern angenommen; Wählen eines »wohlwollenden Begleiters«. Dieses Angebot wurde von der Patientin nur zögerlich umgesetzt; »Stimme des inneren Kritikers« mäßigen.

Ein weiterer wichtiger Teil der Therapie war, die Patientin von ihren strengen Über-Ich Forderungen und Ich-Ideal-Ansprüchen zu entlasten. In der Mitte der Therapie zeigte sie immer wieder unbewußten Widerstand; in Zeiten, in denen es ihr gut ging und wenig Leidensdruck vorhanden war, sagte sie immer wieder Termine wegen schulischem Zeitdruck ab. Dieser unregelmäßige Therapieverlauf machte kontinuierliches Durcharbeiten und Umsetzen neuer Einsichten in den Alltag schwierig. Es konnte nicht wirklich eine Veränderung bewirkt werden.

Übertragungsbeziehung und Einsichten durch die Supervision

In der mittleren Phase der Therapie gelang es, die arrogante, entwertende Fassade der Patientin als Abwehr von Minderwertigkeitsgefühlen und Schamaffekten zu sehen und diese negativen Emotionen zu deponieren (Container-Technik). Die Gegenübertragungsanalyse ließ erkennen, dass diese Emotionen von der Patientin induziert sind, und dass es für die weitere Therapie wichtig war, Distanz zu diesen negativen Gefühlen herzustellen, um einen weiteren empathischen Zugang zur Patientin haben zu können. Nur so ist es möglich, dass Frau L eine neue positive Beziehung und korrigierende emotionale Erfahrung machen kann. Ohne die aufbauende Supervision hätte die Therapie jedoch abgebrochen werden müssen.

Schlussphase

1. Themenschwerpunkte
Gewonnene Einsichten in den Alltag übertragen. Stand der persönlichen Entwicklung, Rückblick und Ausblick (Zielerweiterung)

2. Angewandte therapeutische Intervention
Bilanzieren: was war – was hat sich verändert?

3. Übertragungsbeziehung und Einsichten durch die Supervision
Die Patientin ist reflektierter in der Beziehung zu Mutter und Partner. Ihr gelingt es zunehmend, Bedürfnisse ihrer Mitmenschen wahrzunehmen, zu reflektieren und entsprechend zu reagieren. Frau L differenziert besser die Emotionen und Insuffizienzgefühle aus der Vergangenheit.
Ein wichtiger Fortschritt in der interpersonellen Beziehung ist die Anerkennung eigener Grenzen und die des Gegenübers. Frau L lernte, dass es keine grenzenlose, bedingungslose Partnerschaft gibt und dass Selbstwertgefühl und innere Zufriedenheit nicht durch äußere Anerkennung erreicht werden können. Durch Steigerung der Selbstbeobachtung hat Frau L gelernt, Ruhephasen einzulegen und eine sportliche Betätigung als Ausgleich vorzunehmen. Dies genießt sie sogar.
Auch im vierten Bereich, Phantasie und Zukunft, kann die Patientin besser zwischen eigenen Wünschen – wie z.B. Gründung einer Familie – und den Wünschen des Partners unterscheiden. Es gelingt ihr, nicht nur die Unterscheidung wahrzunehmen, sondern auch zu akzeptieren und zu respektieren. Für sie sind unterschiedliche Zukunftsziele kein Grund mehr zur Trennung.

WIPPF-Fragebogen

WIPPF	**Form A**
Frage 1–15	**Ich stimme zu:** **ja nein**
1. Ich habe die Einführung gelesen und bin bereit, jeden Satz offen zu beantworten	○ ○ ○ ○
2. Ich komme mit meiner Zeit immer so gut aus, daß ich nie die Nacht zum Tage machen muß	○ ○ ○ ○
3. An den Umgangsformen eines Menschen zeigt sich, was er wert ist	○ ○ ○ ○
4. Ich gelte bei meinen Mitmenschen als sehr zuverlässig	○ ○ ○ ○
5. Ein Kind, das trotz guten Zuredens einfach nicht tut, was man ihm sagt, muß die Konsequenzen zu spüren bekommen	○ ○ ○ ○
6. Ich bin häufig abgespannt, matt oder erschöpft	○ ○ ○ ○
7. Meine Mutter war für mich ein Vorbild	○ ○ ○ ○
8. Geduld und Abwartenkönnen sind für mich Zeichen innerer Stärke	○ ○ ○ ○
9. Die Einheit der Menschheit ist für mich ein wichtiges Ziel	○ ○ ○ ○
10. Wenn alles kreuz und quer herumliegt, könnte ich verrückt werden	○ ○ ○ ○
11. Ich möchte zu mehreren Menschen zärtlich sein, nicht nur zu einem	○ ○ ○ ○
12. Meine Weltanschauung (Religion, Überzeugung ...) behalte ich trotz aller Umwelteinflüsse bei	○ ○ ○ ○
13. Meine Eltern (Vater und/oder Mutter) haben mit mir gebetet	○ ○ ○ ○
14. Ich achte beim Einkaufen genauestens auf den Preis	○ ○ ○ ○
15. Ich fühle mich oft ungerecht behandelt	○ ○ ○ ○

WIPPF	**Form A**
Frage 16–33	**Ich stimme zu:** **ja nein**
16. Das viele Händeschütteln ist gefährlich, weil es Bakterien überträgt	○ ○ ○ ○
17. Auf mich kann man sich hundertprozentig verlassen	○ ○ ○ ○
18. Erst die Arbeit, dann das Vergnügen!	○ ○ ○ ○
19. Private Kontakte am Arbeitsplatz sind mir – trotz gebotener Sachlichkeit – wichtig	○ ○ ○ ○
20. Mein Vater hat viel Geduld mit mir gehabt	○ ○ ○ ○
21. Manchmal schlucke ich alles herunter, mache auf freundlich und ärgere mich hinterher darüber	○ ○ ○ ○
22. Die meisten Menschen, mit denen ich es zu tun habe, meinen es ehrlich	○ ○ ○ ○
23. Mir ist eine feste Beziehung lieber als viele lockere, wechselnde Kontakte	○ ○ ○ ○
24. Wenn ich Probleme habe, fällt mir immer eine gute Lösung ein	○ ○ ○ ○
25. Ich lenke mich oft dadurch ab, dass ich mich in die Arbeit stürze	○ ○ ○ ○
26. Ehe ich (im Beruf, in der Familie) alles begründe, ordne ich es lieber einfach an	○ ○ ○ ○
27. Meine Eltern konnten Probleme, die sie miteinander hatten, partnerschaftlich lösen	○ ○ ○ ○
28. Meine Eltern (Vater und/oder Mutter) verhielten sich gegenüber Fremden tolerant und kontaktfreudig	○ ○ ○ ○
29. Ich habe einen großen Bekanntenkreis	○ ○ ○ ○
30. Bei wichtigen Entscheidungen lasse ich mir Zeit, um über Lösungen nachzudenken oder Einfälle kommen zu lassen	○ ○ ○ ○
31. Im Beruf und zu Hause bin ich ein »Arbeitstier«	○ ○ ○ ○
32. Ich handle nach dem Spruch »Sparst du in der Zeit, dann hast du in der Not!«	○ ○ ○ ○
33. Ich versuche, auch Menschen, die andere Einstellungen und Verhaltensweisen als ich haben, innerlich zu akzeptieren	○ ○ ○ ○

WIPPF	**Form A**			
Frage 34–50	**Ich stimme zu:** **ja**			**nein**
34. Meine Eltern beschäftigten sich mit der Frage nach dem Sinn des Lebens	○	○	○	○
35. Wenn jemand nicht zur vereinbarten Zeit kommt, werde ich ärgerlich	○	○	○	○
36. Meine Bedürfnisse und Interessen spreche ich offen aus	○	○	○	○
37. Meine Mutter hat viel Geduld mit mir gehabt	○	○	○	○
38. Es macht mich krank (z.B. schlägt es mir auf den Magen, macht mir Kopfschmerzen), wenn mir Unrecht getan wird	○	○	○	○
39. Auch in brenzligen Situationen bleibe ich meist die Ruhe selbst	○	○	○	○
40. Zärtlichkeit und Körperkontakt empfinde ich als etwas sehr Angenehmes	○	○	○	○
41. Für mich ist Treue (in Partnerschaft/Freundschaft) ein absoluter Wert	○	○	○	○
42. Meine Eltern gehörten Vereinen (z.B. Interessengruppen, Bürgerinitiativen, Arbeitsgemeinschaften, Freizeitclubs …) an	○	○	○	○
43. Selbst wenn sich alles gegen mich verschworen hat, gebe ich nicht auf	○	○	○	○
44. Bei beruflichen Problemen suche ich den Kontakt zu Kollegen, statt zu resignieren	○	○	○	○
45. Meine Eltern haben sich gut verstanden	○	○	○	○
46. Mein Körper reagiert sehr sensibel, wenn ich Probleme nicht lösen kann	○	○	○	○
47. Ich fühle mich nur wohl, wenn ich mich so richtig in die Arbeit stürzen kann	○	○	○	○
48. Es stört mich, wenn die Wohnung nicht aufgeräumt ist	○	○	○	○
49. Ich sehe in meinem Leben einen Sinn, auch wenn es Schwierigkeiten gibt	○	○	○	○
50. Menschliche Gemeinschaft ohne Pünktlichkeit ist mir unvorstellbar	○	○	○	○

WIPPF	Form A
Frage 51–69	Ich stimme zu: ja nein
51. Ich mag Menschen, die offen sagen, was sie denken, auch wenn ich ganz anderer Meinung bin	○ ○ ○ ○
52. Ich sage offen meine Meinung, auch wenn ich den einen oder anderen damit vor den Kopf stoßen sollte	○ ○ ○ ○
53. Meine Eltern diskutierten mit uns Kindern über religiöse und weltanschauliche Fragen	○ ○ ○ ○
54. Ohne gegenseitiges Vertrauen kann ich mit anderen Menschen nicht zusammenleben oder -arbeiten	○ ○ ○ ○
55. Wenn ich einmal etwas zugesagt habe, halte ich es auch ein	○ ○ ○ ○
56. Mir ist es wichtig, ob es ein Leben nach dem Tode gibt	○ ○ ○ ○
57. Man muß alle Menschen gleich behandeln, sonst tut man Unrecht	○ ○ ○ ○
58. Von einer sauberen Wohnung kann man auf einen sauberen Charakter schließen	○ ○ ○ ○
59. Wenn ich Schwierigkeiten im Beruf habe, wende ich mich an Kollegen und/oder Vorgesetzte	○ ○ ○ ○
60. Mein Vater war für mich ein Vorbild, als ich klein war	○ ○ ○ ○
61. Ich gehe gern aus (z.B. ins Restaurant, Kino, Theater, Café, zum Tanzen ...), weil ich gern andere Menschen kennenlerne	○ ○ ○ ○
62. Meine Eltern hatten oft Gäste zu Hause, oder sie waren öfters selbst eingeladen	○ ○ ○ ○
63. Ich bin ein arbeitsamer, fleißiger Mensch	○ ○ ○ ○
64. Ich hoffe, in meinem Leben noch weiter vorwärts zu kommen	○ ○ ○ ○
65. Ich bin höflich, damit ich von anderen anerkannt werde	○ ○ ○ ○
66. Sexuelle Liebe ist mit das Schönste, was es auf Erden gibt	○ ○ ○ ○
67. Meine Mutter hatte Zeit für mich	○ ○ ○ ○
68. Ich suche dauernd Kontakte, um nicht alleine sein zu müssen	○ ○ ○ ○
69. Ich schränke meine Lebenshaltungskosten ein, auch wenn ich es nicht muß	○ ○ ○ ○

WIPPF				**Form A**
Frage 70–85	**Ich stimme zu: ja**			**nein**
70. Wenn ich Menschen kennenlerne, gebe ich ihnen zunächst einmal einen Vertrauensvorschuß	○	○	○	○
71. Wenn ich kritisiert werde, schlägt mir das auf den Magen (auf die Galle ...), verkrampfe ich mich	○	○	○	○
72. Mein Vater hatte Zeit für mich	○	○	○	○
73. Was wir mit unseren Sinnen wahrnehmen können, ist nur ein kleiner Teil der Wirklichkeit	○	○	○	○
74. Bei Problemen wird mein Ehrgeiz angestachelt, nach Lösungen zu suchen, und das schaffe ich auch immer	○	○	○	○
75. Ich erwarte, daß meine Entscheidungen (beruflich/privat) ohne langes Diskutieren befolgt werden	○	○	○	○
76. Wie andere Menschen über meine Meinung denken, ist mir gleichgültig	○	○	○	○
77. Die Arbeit ist mein Lebensinhalt	○	○	○	○
78. Gäste sind für mich keine Nebensächlichkeit, ich nehme mir dafür immer Zeit	○	○	○	○
79. Ich ärgere mich, wenn alles liegen und stehen bleibt (Geschirr, volle Aschenbecher, leere Flaschen ...)	○	○	○	○
80. Bei Problemen konnten meine Eltern offen miteinander reden	○	○	○	○
81. Es ist mir unangenehm, wenn Besuch kommt und die Wohnung ist nicht frisch geputzt	○	○	○	○
82. Es gibt Menschen, die ich mag, obwohl sie andere Überzeugungen haben als ich	○	○	○	○
83. Ich werde nervös (unruhig, sauer ..), wenn mich jemand warten läßt	○	○	○	○
84. Ich bin zuversichtlich, daß sich aus meinem Leben noch mehr machen läßt	○	○	○	○
85. Wenn sich ein Problem nicht sofort lösen läßt, kann ich abwarten, bis sich eine andere Möglichkeit zeigt	○	○	○	○

WIPPF-Profilbogen

Name/Code-Nr. ____________ **X — X Patient** **○ — ○ Partner** **Halbform (A)**

Skala	Rohwerte			Minimum			Mittel				Maximum		
				3	4	5	6	7	8	9	10	11	12
1		Sekundäre Fähigkeiten	Ordnung	○	○	○	○	○	○	○	○	○	○
2			Sauberkeit	○	○	○	○	○	○	○	○	○	○
3			Pünktlichkeit	○	○	○	○	○	○	○	○	○	○
4			Höflichkeit	○	○	○	○	○	○	○	○	○	○
5			Offenheit Ehrlichkeit	○	○	○	○	○	○	○	○	○	○
6			Fleiß Leistung	○	○	○	○	○	○	○	○	○	○
7			Zuverlässigkeit	○	○	○	○	○	○	○	○	○	○
8			Sparsamkeit	○	○	○	○	○	○	○	○	○	○
9			Gehorsam	○	○	○	○	○	○	○	○	○	○
10			Gerechtigkeit	○	○	○	○	○	○	○	○	○	○
11			Treue	○	○	○	○	○	○	○	○	○	○
12		Primäre Fähigkeiten	Geduld	○	○	○	○	○	○	○	○	○	○
13			Zeit	○	○	○	○	○	○	○	○	○	○
14			Kontakt	○	○	○	○	○	○	○	○	○	○
15			Vertrauen	○	○	○	○	○	○	○	○	○	○
16			Hoffnung	○	○	○	○	○	○	○	○	○	○
17			Zärtlichkeit Sexualität	○	○	○	○	○	○	○	○	○	○
18			Liebe	○	○	○	○	○	○	○	○	○	○
19			Glaube Relig. Sinn	○	○	○	○	○	○	○	○	○	○

Skala	Rohwerte			Minimum			Mittel				Maximum		
				3	4	5	6	7	8	9	10	11	12
20		Konfliktreaktionen	Körper Sinne	○	○	○	○	○	○	○	○	○	○
21		Konfliktreaktionen	Beruf Leistung	○	○	○	○	○	○	○	○	○	○
22		Konfliktreaktionen	Kontakt	○	○	○	○	○	○	○	○	○	○
23		Konfliktreaktionen	Phantasie Zukunft	○	○	○	○	○	○	○	○	○	○
24a		Vorbild-Dimensionen	Ich – Mutter	○	○	○	○	○	○	○	○	○	○
24b		Vorbild-Dimensionen	Ich – Vater										
25		Vorbild-Dimensionen	Du	○	○	○	○	○	○	○	○	○	○
26		Vorbild-Dimensionen	Wir	○	○	○	○	○	○	○	○	○	○
27		Vorbild-Dimensionen	Ur-Wir	○	○	○	○	○	○	○	○	○	○

Das Differenzierungsanalytische Inventar (DAI)

Aktualfähigkeiten	Patient +/–	Partner +/–	Spontanaussagen
Pünktlichkeit			
Sauberkeit			
Ordnung			
Gehorsam			
Höflichkeit			
Ehrlichkeit / Offenheit			
Treue			
Gerechtigkeit			
Fleiss / Leistung			
Sparsamkeit			
Zuverlässigkeit / Genauigkeit			
Liebe			
Geduld			
Zeit			
Vertrauen / Hoffnung			
Kontakt			
Sex / Sexualität			
Glaube / Religion			

Differenzierungsanalytisches Inventar einer 23-jährigen Patientin			
Aktualfähigkeiten	Ich	Partner	Spontanaussagen
Pünktlichkeit	+ + +	+ –	Wenn ich meinen Mann abhole, kann ich ruhig eine halbe Stunde auf ihn warten. Wenn ich ausnahmsweise zu spät komme, wird er ungeduldig.
Sauberkeit	+ +	+ +	Keine Probleme. Weder mein Mann noch ich sind Schmutzfinken.
Ordnung	+	+ + +	Ich bin der Meinung, eine Wohnung soll so aussehen, daß sie zeigt, daß Leute darin wohnen. Er ist der Auffassung, daß die Wohnung aussehen muß wie aus dem Katalog.
Höflichkeit	+ + +	+ + +	Für uns beide ist gegenseitige Rücksichtnahme sehr wichtig. Ich will meinem Mann nicht weh tun und habe auch von ihm bisher kein beleidigendes Wort gehört.
Gehorsam	+ –	+ –	Ich finde schon, daß man sich gegenseitig anpassen muß und Verzichte leisten. Aber wenn jemand, wie mein Vater, absoluten Gehorsam fordert, mag ich das überhaupt nicht. Meinem Mann geht es ähnlich wie mir. Er nennt seinen Vater nur noch den »General«.
Ehrlichkeit	+ –	+ +	Mein Mann kann eher sagen, was er denkt. Mir bereitet das manchmal große Schwierigkeiten, weil ich niemandem weh tun möchte.
Treue	+ +	+ +	Bisher gab es da keine Probleme. Ich glaube, für uns beide ist Treue sehr wichtig.
Gerechtigkeit	+ + +	+ + +	Ich glaube, ich würde mich sehr aufregen, wenn mein Mann mich ungerecht behandeln würde. Er ist aber auf diesem Gebiet ebenso empfindlich wie ich.
Sparsamkeit	+ –	+ +	Ich leiste mir das, was ich brauche, von meinem Verdienst.
Fleiß / Leistung	+ + +	+ + +	Ich glaube, wir beide wollen beruflich erfolgreich sein.
Zuverlässigkeit	+ +	– +	Was den Beruf betrifft, ist mein Mann die Zuverlässigkeit in Person. Auch, wenn es um ihn geht, legt er den größten Wert auf Zuverlässigkeit. Nur, wenn ich einmal Zuverlässigkeit von ihm erwarte, klappt es nicht.

Aktualfähigkeiten	Ich	Partner	Spontanaussagen
Geduld	– –	+ –	Die geht mir manchmal ab.
Zeit	+ + +	– – –	Wir haben nicht viel Familienleben. Mein Mann arbeitet Schicht. Wenn ich morgens weggehe, schläft er, wenn ich nach Hause komme, ist er nicht da.
Vertrauen / Hoffnung	–	+ +	Wenn ich an unsere Eheschwierigkeiten denke, sehe ich eher schwarz. Ich hoffe, daß wir in der Therapie etwas ändern können.
Kontakt	+ + +	–	Mein Mann ist ein Einzelgänger. Er hat Hemmungen, die anderen könnten ihn nicht akzeptieren. Wir sind ziemlich isoliert, obwohl ich gerne unter Menschen bin. Darunter leide ich sehr.
Sex – Sexualität	+ + +	+ + +	Mir macht's Spaß, und ich glaube, meinem Mann macht's auch Spaß.
Glaube / Religion	+ –	+ –	Wir sind beide evangelisch, haben uns aber nicht allzuviel um dieses Thema gekümmert.

DAI Arzt – Patient

Die Aktualfähigkeiten in der Arzt-Patienten-Beziehung		
	Aktualfähigkeiten	Patienten-Aussagen
1	Ordnung	Ich weiß immer, wo meine Medikamente liegen.
2	Sauberkeit	Wenn ich ein Zäpfchen einführe oder eine Salbe benutze, wasche ich mir vor- und hinterher die Hände.
3	Pünktlichkeit	Ich nehme meine Medikamente stets pünktlich ein.
4	Höflichkeit	Ich sage immer ja zu allen Verordnungen des Arztes.
5	Offenheit/ Ehrlichkeit	Ich sage dem Arzt klipp und klar, dass ich »chemische Gifte« nicht nehme.
6	Fleiss/Leistung	Mein Arzt erwartet von mir, dass ich immer arbeite; Er ärgert sich, wenn ich nach einer Krankmeldung frage.
7	Zuverlässigkeit/Genauigkeit	Was der Arzt mir verordnet, nehme ich auch. Ich achte auch auf die genaue Dosierung.
8	Sparsamkeit	Wenn ich selbst für das Medikament bezahlen muß, überlege ich mir's ein paar Mal, ob ich es kaufe.
9	Gehorsam	Ich richte mich immer nach der Verordnung des Arztes.
10	Gerechtigkeit	Mein Arzt verschreibt mir nie teure Medikamente, während er bei meinem Bekannten alles verordnet, was er wünscht; warum er das macht, weiß ich nicht.
11	Treue	Ich bleibe meinen Medikamenten im allgemeinen treu. Es fiel mir schwer, den Arzt zu wechseln.
12	Geduld	Ich warte ab, bis das Medikament wirkt.
13	Zeit	Mein Arzt nimmt sich Zeit, mir die Wirkungsweise der Medikamente zu erklären.

	Aktualfähigkeiten	Patienten-Aussagen
14	Kontakt	Im Sprechzimmer des Arztes unterhalte ich mich gerne mit anderen Patienten.
15	Vertrauen	Ich habe Vertrauen zu meinem Arzt.
16	Hoffnung	Ich habe die Hoffnung, dass die Behandlung mir hilft.
17	Zärtlichkeit / Sexualität	Medikamente und andere Drogen – wie Alkohol haben auch auf meine körperliche Entspannung und damit auf mein Sexualleben Einfluß.
18	Liebe	Meine Ärztin ist so lieb zu mir – wie eine Mutter. Die Hebamme war so richtig lieblos bei meiner Geburt.
19	Glaube	Wenn ich meine Medikamente auch nur in der Rocktasche bei mir habe, fühle ich mich sicher.
20	Vorbild	Ich gehe zu demselben Arzt, der meinen Vater behandelt.

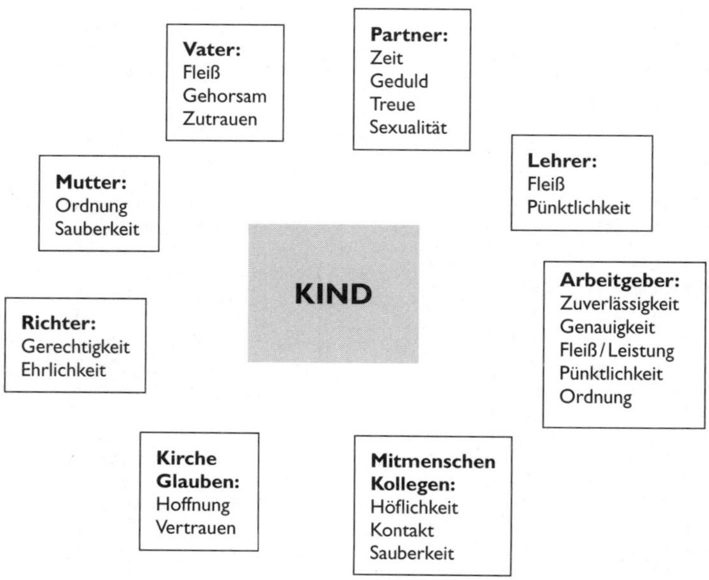

Aktualfähigkeiten im sozialen Kontext

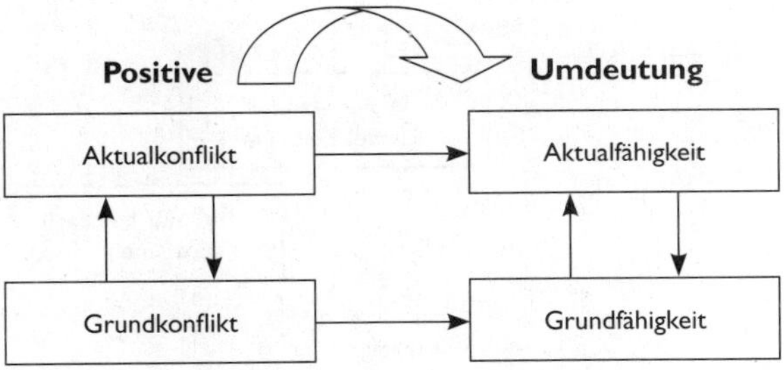

Vorgehen beim Aktual- und Grundkonflikt

1. Der Patient kommt zur Therapie mit einem aktuellen Konflikt: Er befindet sich somit im Aktualkonflikt (oben li.). Dieser Konflikt steht in Beziehung zu seinem Grundkonflikt, was er jedoch nicht sieht; Es wird nicht direkt darauf eingegangen, sondern
2. der Patient wird durch die Positive Umdeutung aus seinem Konflikt zu seinen Aktualfähigkeiten »über-führt«.
3. Diese Aktualfähigkeiten stehen im Zusammenhang mit seinen Grundfähigkeiten, auf die eingegangen wird.
4. Ausgehend von seinen Grundfähigkeiten wird auf seinen Grundkonflikt behutsam und unter Beachtung der Widerstände eingewirkt; Diese Wirkung zeigt sich immer an Veränderungen des Aktualkonfliktes (so wie eine durstige Blume frisch wird, wenn man Wasser in ihren Boden gießt).

Wie zufrieden bin ich mit meiner Situation

Bin ich »in der Mitte«?

Wofür wende ich viel Zeit auf?

Wofür hätte ich gerne mehr Zeit?

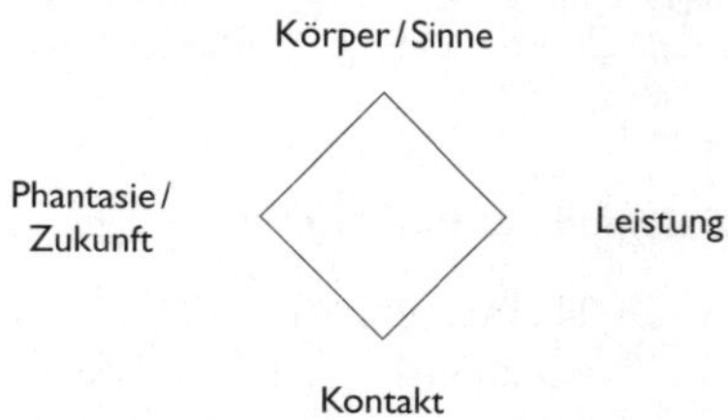

4 Qualitäten des Lebens – 4 Bereiche der Konfliktverarbeitung

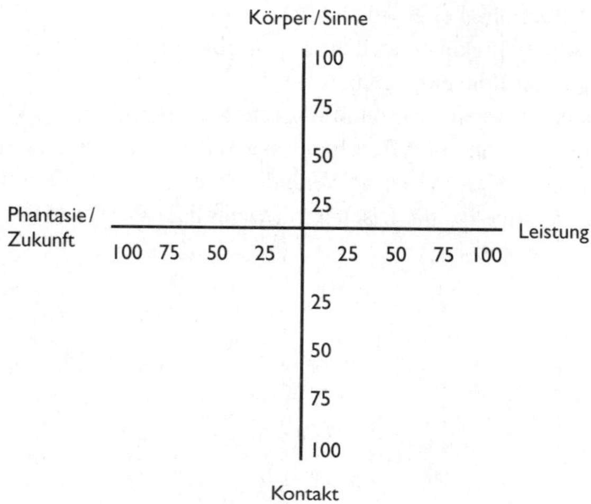

Das Balance-Modell

Life-Events

- Eigene Krankheiten
- Krankheiten im Umfeld
- Krankheiten der Familie, Freunde usw.
- Sexualität, Körperkontakt
- Wohlergehen der Angehörigen
- – – – – –

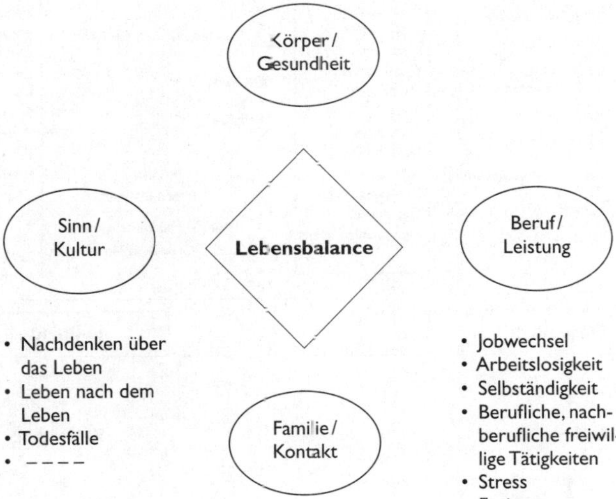

- Nachdenken über das Leben
- Leben nach dem Leben
- Todesfälle
- – – – –

- Jobwechsel
- Arbeitslosigkeit
- Selbständigkeit
- Berufliche, nachberufliche freiwillige Tätigkeiten
- Stress
- Fusionen
- Karriere
- – – – – –

- Hochzeit
- Scheidung
- Trennung
- Unabhängigkeit
- Berentung
- Kinder – Enttäuschung
- Ablösung
- Hobbies und andere Interessen
- – – – – –

– 10–12 Ereignisse in den letzten 5–10 Jahren, die auf ihn und seine Umgebung zugekommen sind, in den 4 Bereichen aufschreiben.
– Der Klient sollte diese jeweils auf einer A4-Seite beschreiben.
– Mit den 4 wichtigsten Ereignissen durch die 5 Phasen gehen.

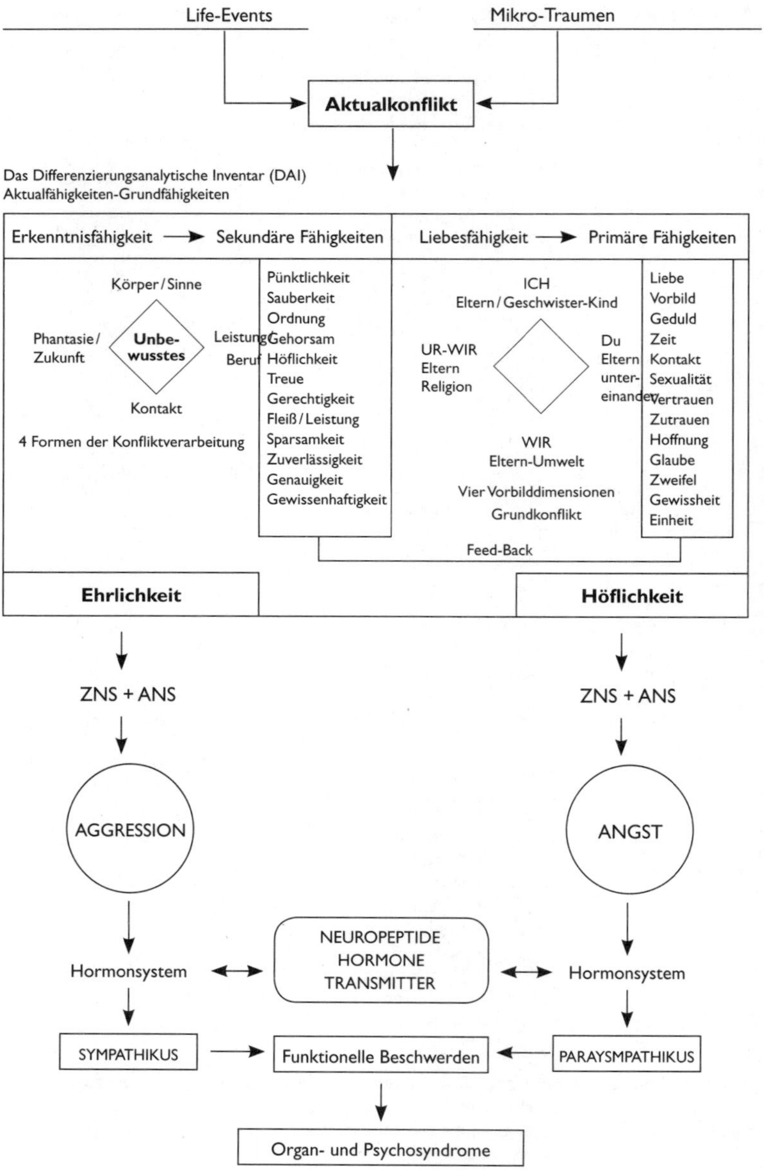

Das Krankheits- und Konfliktmodell in der Positiven Psychotherapie

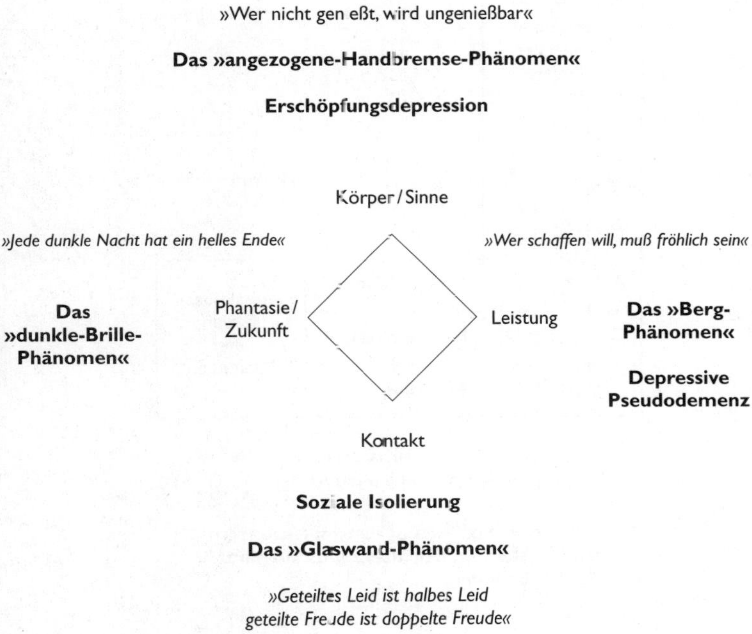

- Mit der Geburt betreten wir einen Lebensraum, der wie wir selbst ständigen Veränderungen unterworfen ist.
- Als Kind werden wir uns allmählich unserer selbst bewusst.
- Die Pubertät lässt uns in die Erwachsenenwelt hineinwachsen.
- Der Single wird zum Paar, Beruf und Elternschaft wollen gemeistert werden.
- Dann werden wir mit der Sinnkrise der Lebensmitte und der Wechseljahre konfrontiert.
- Der Ruhestand fordert wieder eine grundsätzliche Umgestaltung des Lebens, und das Alter führt uns in die Auseinandersetzung mit der Sterblichkeit und in die Vorbereitung auf den Tod.

Interaktionsstadien des **Arztes**				
Ablösung	Differenzierung	Verbundenheit		
A	**B**	/	**Verbundenheit**	Interaktionsstadien des **Patienten**
C	/	**D**	**Differenzierung**	
/	**E**	**F**	**Ablösung**	

Interaktionsanalyse
der Arzt-Patienten-Beziehung

Zur Analyse eines Konfliktes ist zunächst festzustellen, **in welchem Stadium der Interaktion sich Arzt und Patient befinden.**

Die Boje

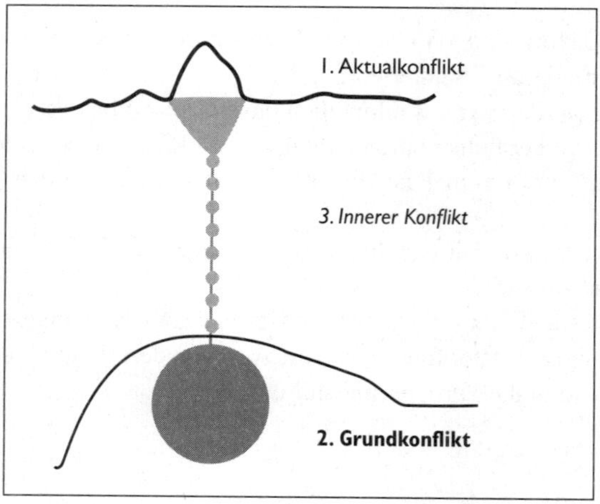

Transkulturelle Fragen zur Funktionalität des Symptoms

Körper, Sinne: *Wenn der Körper sprechen könnte, was würde er Ihnen heute sagen?*

Tätigkeit, Beruf: *Was machen Sie anders, seit Sie den Schmerz kennen?*

Kontakt: *Wie hat sich die Beziehung zum Partner, zur Familie und zu Freunden durch den Schmerz verändert?*

Sinn, Zukunft: *Wie hat sich der Schmerz in bezug auf ihre Sicht auf die Zukunft, auf Ihre Überzeugungen und Lebensziele ausgewirkt?*

Positive Stressbewältigung – Orientalische Lebensweisheit –

»Gesund ist nicht derjenige, der keine Probleme hat, sondern der, der mit den unerwarteten Überraschungen des Lebens flexibel umgehen kann.«

Die 5-stufige Behandlungsstrategie
der Positiven Psychotherapie

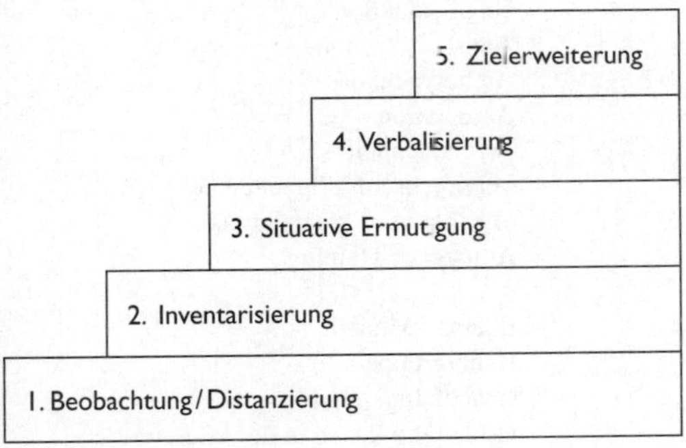

Glossar

englisch – deutsch

Academic difficulties	Schulschwierigkeiten
Active hypnosis	Aktivhypnose, gestufte
Actual capacities	Aktualfähigkeiten
Actual capacities	Aktualfähigkeiten, einzelne
Actual capacities in literature	Aktualfähigkeiten, in der Literatur
Actual conflict	Aktualkonflikt
Actual concept	Aktualkonzept
Adiposity / obesity	Adipositas
Aggression	Aggression
Alcoholism and drug abuse	Alkoholismus und Drogenmissbrauch
Alternative concept	Alternativkonzept
Ambivalence	Ambivalenz
Angina pectoris	Angina pectoris
Analysis of utterances	Aussagenanalyse
Anorexia nervosa	Anorexia nervosa
Anxiety hierarchy	Angsthierarchie (Verhaltenstherapie)
Anxiety reduction	Angstreduktion
Anxiety / fear	Angst
Archetypes	Archetypen, die
Association	Assoziation
Attachment	Verbundenheit
Attention-getting behavior in children and youth	Verhaltensauffälligkeiten bei Kindern u. Jugendlichen
Autogenic Training	Autogenes Training
Balance-model	Balance-Modell
Balint Group	Balintgruppe
Basic capacities	Grundfähigkeiten
Basic capacities in literature	Grundfähigkeiten in der Literatur
Basic concept	Grundkonzept
Basic conflict	Grundkonflikt
Bedwetting	Bettnässen, Enuresis
Behavior, desired – undesired	Verhalten, erwünschtes und unerwünschtes
Behavior therapist	Verhaltenstherapeut
Broadening of goals	Zielerweiterung, Stufe der
Bronchial asthma	Asthma bronchiale
Capacities	Fähigkeiten
Capacities, primary and secondary	Fähigkeiten, primäre und sekundäre

Capacity to know	Erkenntnisfähigkeit
Capacity to know, media of	Erkenntnisfähigkeit, Medien der
Capacity to love	Liebesfähigkeit
Certitude	Gewissheit
Child psychologist	Psychagoge
Cleanliness	Sauberkeit
client-centered therapy	Psychotherapie, klient-bezogene
Climacteric	Wechseljahre
Colitis ulcerativa	Colitis mucosa-ulzerosa
Communication with my ill organ	Brief an das signalgebende Organ
Compulsive neurosis	Zwangsneurose
Concepts	Konzepte
Concepts of illness	Krankheitsvorstellung
Conflict	Konflikt
Conflict contents and conflict dynamics	Konfliktinhalt und Konfliktdynamik
Conflict in the PPT	Konflikt- und Krankheitsmodell in der Positiven Psychotherapie
Conflict, inner	Konflikt, innerer
Conflict, unprocessed, latent	Konflikt, unverarbeiteter, latenter
Conflict situation	Konfliktsituation
Consciousness	Bewusstes / Bewusstsein
Contact	Kontakt
Conversation therapy	Gesprächspsychotherapie (GPT)
Courtesy	Höflichkeit
Criminality	Kriminalität
Cultural psychology	Kulturpsychologie
Daily plan	Tagesplan
Dealing with conflict, Four forms of degeneracy	Konfliktverarbeitung, Vier Formen der Verwahrlosung
Dependence	Abhängigkeit
Depression	Depression
Detachment	Ablösung, Stadium d.
Defence	Abwehr
Defence mechanism	Abwehrmechanismen
Development	Entwicklung
Diabetes mellitus	Diabetes mellitus
Differentiation	Differenzierung
Differentiation analysis	Differenzierungsanalyse
Differentiation-analytic inventory	Differenzierungsanalytisches Inventar
Diligence / Achievement	Fleiß / Leistung
Disc prolapse	Bandscheibenvorfall
Disobedience	Trotz
Doctor–patient–relationship	Arzt-Patienten-Beziehung
Doubt	Zweifel

Education	Erziehung
Ejaculatio retardata	Ejaculatio praetada
Encouragement, situational	Ermutigung, situative
Essential hypertension	Hypertonie, essentielle
Exhibitionism	Exhibitionismus
Existential analysis	Existenzanalyse
Existential anxiety	Existenzangst
Extraversion in Behavior therapy	Extraversion in Verhaltenstherapie
Faith / Religion	Glaube / Religion
Faithfulness	Treue
Fear of groups	Angst vor der Gruppe
Fear of solitude	Angst vor Einsamkeit
Fear of the future	Angst vor der Zukunft
Feeling of community	Gemeinschaftsgefühl
Fetishism	Fetischismus
First interview	Erstinterview
Five-Stage-Treatment	Behandlungsstrategie, die 5-stufige
Freudian slips	Fehlleistungen in PA
Frigidity	Frigidität
Generalization	Generalisierung
Genuineness–congruence	Echtheit–Kongruenz
Gestalt Therapy	Gestalttherapie
Group psychotherapy	Gruppenpsychotherapie
Health interpretation in the PPT	Gesundheitsbegriff in der PPT
Healthy	Gesundheit
Heart disturbance	Herzfunktionsstörungen
Heart infarction	Herzinfarkt
Homosexuality	Homosexualität
Honesty / Candor	Ehrlichkeit / Offenheit
Hope	Hoffnung
Hypertension, essential	Bluthochdruck
Hypochondria	Hypochondrie
Hysterical reaction	Hysterie
I	Ich
Identification	Identifikation
Identity crisis	Identitätskrise
Individual Psychology	Individualpsychologie
Individuation	Individuation
Inferiority complex	Minderwertigkeitskomplex
Instrumentalities of senses	Mittel der Sinne
Integration	Integration

Interaction, stages of attachment – Differentiation – Detachment	Interaktionsstadien Verbundenheit, Differenzierung und Ablösung
Interaction-analysis	Interaktionsanalyse
Interpersonal relationship	Beziehungen, zwischenmenschliche
Interpretation	Deutung
Interval training	Intervalltraining
Introversion	Introversion
Inventorization	Inventarisierung, Stufe d.
Irritability	Erregbarkeit
Jealousy mania	Eifersuchtswahn
Justice	Gerechtigkeit
Kleptomania	Kleptomanie
Laziness	Faulenzen
Learning theory	Lerntheorie
Libido	Libido
Life events	Life events
Life-Style	Lebensstil in IP
Literary concepts: Who is your favorite author?	Literarische Konzepte: Wer ist Ihr Lieblingsautor?
Logotherapy	Logotherapie
Love	Liebe
Mania	Manie
Mania, delusion	Wahnbilder
Masochism	Masochismus in Psychoanalyse
Masturbation	Masturbation
Mental hygiene	Psychohygiene
Micro- and macrotrauma	Mikro- und Makrotraumen
Microtrauma-theory	Mikrotraumen-Theorie
Misunderstanding	Missverständnis
Modeling	Vorbild
Modeling dimension	Vorbilddimensionen
Models of etiology of diseases	Modelle zur Erklärung v. Krankheiten und Störungen
Modes of the capacity to love	Liebesfähigkeit, Medien der
Music as bearer of concepts	Musik als Träger von Konzepten
Mythology	Mythologie
Narcissism	Narzissmus
Neurologist	Neurologe
Neurosis	Neurose(n)
»No diagnosis«-principle	Nonisches Prinzip

Obedience	Gehorsam
Observation / Distancing	Beobachtung / Distanzierung
Oedipus complex	Ödipuskomplex
Orderliness	Ordnung
Paranoia	Paranoia
Partner therapy	Partnertherapie
Patience	Geduld
Penis envy	Penisneid
Persona	Persona
Phantasy	Phantasie
Phobias	Phobien
Pleasure principle	Lustprinzip
Positive Family Therapy	Positive Familientherapie (PFT)
Positive programme	Positives Programm
Positive sexual therapy	Positive Sexualtherapie
Potency disturbances	Potenzstörung
Premature ejaculation	Ejaculatio praecox
Progressive relaxation	Progressive Relaxation
Progressive relaxation training	Entspannungstraining, progressives
Projection	Projektion
Psychiatrist	Psychiater
Psychoanalysis	Psychoanalyse
Psychoanalyst	Psychoanalytiker
Psychodynamic	Tiefenpsychologie
Psychology, analytical	Psychologie, analytische
Psychoserum	Psychoserum
Psychosis	Psychose
Psychotherapist	Psychotherapeut
Punctuality	Pünktlichkeit
Punishment	Bestrafung
Reaction types	Reaktionstypen
Reality control	Realitätsprüfung
Reference persons	Bezugspersonen
Regression	Regression
Relaxation training	Entspannungstraining
Reliability, precision, conscientiousness	Zuverlässigkeit, Genauigkeit, Gewissenhaftigkeit
Religion / Faith	Religion
Repression	Verdrängung
Resistance	Widerstand
Rheumatism	Rheumatismus
Sadism	Sadismus
Schizophrenia	Schizophrenie
Selective susceptibility to conflict	Selektive Konfliktanfälligkeit

Self-assertiveness training	Selbstbehauptungstraining
Self-concept	Selbstkonzept GPT
Self-help	Selbsthilfe
Sexuality	Sexualität
Siblings rivalry	Geschwisterrivalität
Single therapy	Einzeltherapie
Stages of interaction in the therapy	Interaktionsstadien in der Psychotherapie
Stimulus/response-model	Reiz-Reaktions-Modell
Stomach ulcer	Magenulcus
Stories as media in psychotherapy	Geschichten, Funktionen der
Stress	Stress
Striving for superiority	Streben nach Überlegenheit
Sublimation	Sublimierung
Suggestion	Suggestion
Super ego	Überich
surface marker buoy	Boje, die
Symptom	Symptom
Taking anamnesis	Anamneseerhebung
Terms of illness	Krankheitsbezeichnung
The collective unconscious	Unbewusste, das kollektive
The Double-bind-type	Doppelbindungstyp, der
The Id	Es
The naive-primary-type	Naiv-primäre Typ, der
The secondary-type	Sekundäre Typ, der
Thematic Apperception Test	Thematischer Apperzeptionstest
Therapy plan	Therapieplan
Thrift	Sparsamkeit
Time	Zeit
Transactional Analysis	Transaktionsanalyse
Transference	Übertragung
Translation of conventional expressions for illness	Positive Übersetzung von Krankheitsbegriffen
Trust – confidence	Vertrauen – Zutrauen
Types of time configuration	Zeitgestaltungs-Typen
Unconcsious, individual	Unbewusste, das individuelle
Unity	Einheit
Upbringing	Erziehung
Valuing attention	Wertschätzung/Zuwendung
Verbalization	Verbalisierung, Stufe der
Vertigo	Schwindel
Warmth	Wärme
What is-/What ought to be	Ist-Wert-/Soll-Wert
Will of meaning	Wille zum Sinn
WIPPF	WIPPF

Im Lexikon verwendete Abkürzungen

33+1	33 und eine Form der Partnerschaft
AP	Analytische Psychotherapie
DA	Differenzierungsanalyse
DAI	Differenzierungsanalytisches Inventar
GPT	Gesprächspsychotherapie
K+P	Kaufmann und Papagei
PA	Psychoanalyse
PdA	Psychotherapie des Alltagslebens
PFT	Positive Familientherapie
PPT	Positive Psychotherapie
PSS	Psychosomatik und Positive Psychotherapie
TA	Transaktionsanalyse
VT	Verhaltenstherapie
WIPPF	Wiesbadener Inventar für Positive Psychotherapie und Familientherapie

Literaturverzeichnis

Adler, Alfred; *Praxis und Theorie der Individualpsychologie,* 1920, Fischer Taschenbuch Verlag (Bd. 6236)

Avicenna; *Das Buch von der Genesung der Seele. – Eine philosophische Enzyklopädie Avicennas*, übers. und erläutert von Max Horten, Bonn 1906, Nachdruck Minerva, Frankfurt a. M. 1960

Baha'u'llah *Ährenlese. Eine Auswahl aus den Schriften Baha'u'llahs. Zusammengestellt und ins Englische übertragen von Shoghi Effendi.* 4., revidierte Auflage. Bahai-Verlag, Hofheim 1999

Balint, Michael; *Der Arzt, sein Patient und die Krankheit,* Stuttgart: Klett-Cotta, 10. A. 2001

Angstlust und Regression, Klett-Cotta, 1999

Battegay, Raymond; *Psychoanalytische Neurosenlehre.* Fischer Taschenbuch Verlag, Frankfurt am Main 1994

Psychotherapie der Psychosen. Reinhardt, Basel, 2003

Benedetti, Gaetano; *Personenlexikon der Psychotherapie*, Springer Vienna, 2005

Berne, Eric; *Die Transaktionsanalyse in der Psychotherapie.* Junfermann, Paderborn 2006; *Spiele der Erwachsenen.* Rowohlt. Reinbek 1970

Was sagen Sie, nachdem Sie Guten Tag gesagt haben? Fischer Taschenbuch Verlag (Bd. 13302), 1972

Boesmann, Udo; Peseschkian, Nossrat; *Angst und Depression im Alltag*, 1998, Fischer Taschenbuch Verlag (Bd. 13302)

Cullen, William; *First Lines of Practice of Physic, Institutions of Medicine,*

Synopsis Nosologicae Medicae, 1785, eine Klassifikation der Krankheiten,

A treatise of the Materia medica, 1789, dt. *Abhandlung über die Materia Medika* übersetzt und mit Anmerkungen von S. Hahnemann, Leipzig, Schwickertschen Verlage, 1790

Ebert, Dieter; *Psychiatrie systematisch*, 2005, Uni Med

Etessami, Parvin; *»Die Krähe und der Pfau«, »Der Papagei und der Zuckersack«,* zitiert nach Peseschkian

Eysenck, Hans Jürgen; Zeitschrift *›Personality and Individual Differences‹*

Frankl, Viktor; *Der Mensch auf der Suche nach Sinn*, Ernst Klett Verlag Stuttgart, 1972

Ärztliche Seelsorge. Grundlagen der Logotherapie und Existenzanalyse, Franz Deuticke, Wien, und Fischer Taschenbuch Verlag (Bd. 42001), Frankfurt am Main

Logotherapie und Existenzanalyse, München: Piper 1987

Freud, Anna; *Das Ich und die Abwehrmechanismen,* 1936; Fischer Taschenbuch Verlag (Bd. 42001)

Freud, Sigmund; Gesamtausgabe S. Fischer Verlag, Frankfurt am Main, Band I–XII, 1887–1939

Fromm, Erich; *Gesamtausgabe in 12 Bänden*, DVA 2000. Taschenbuchausgabe: dtv 1999

Gaebel, Wolfgang; *Zukunftsperspektiven in Psychiatrie und Psychotherapie*, 2002, Steinkopff-Verlag

Groddeck, Georg; *Das Buch vom Es. Psychoanalytische Briefe an eine Freundin.* Stroemfeld Verlag, 2003.

Harris, T. A.; Transaktionsanalyse, *Ich bin o.k. Du bist o. k.,* Rowohlt Taschenbuch Verlag

Hohagen, Fritz; Nessler, Thomas; Jacobson, Edmund; *Wenn Geist und Seele streiken*, 2006, Südwest-Verlag

Jacobson, Edmund; *Entspannung als Therapie. Progressive Relaxation in Theorie und Praxis*. München: Pfeiffer, 1990 und Klett-Cotta (J. G. Cotta'sche Buchhandlung Nachfolger), 2002.

Jordan, Dan C.; *The ANISA Model of Education: A Critique. Issues in Native Education,* 1967, Four Worlds Development, Canada

Jung, Carl Gustav; *Gesammelte Werke*, Patmos-Walter-Verlag, Düsseldorf.

Kaplan, H. S.; *Sexualtherapie, ein neuer Weg für die Praxis.* Enke-Verlag, Stuttgart

Köhler, Wolfgang; *Gestalt Psychology*, 1929 (1933 in deutscher Übersetzung unter dem Titel *Psychologische Probleme* erschienen).

Laplanche, Jean; *Das Vokabular der Psychoanalyse*, 1967, Jean-B. Pontalis, Mitautor: Frankfurt a. M.: Suhrkamp 1973

Mitscherlich, Alexander; *Gesammmelte Schriften 1–10*. Suhrkamp, F/M, 1983

Moreno, Jakob Levy; *Gruppenpsychotherapie und Psychodrama. Einleitung in Theorie und Praxis*, 1959, Stuttgart: Thieme, 5. unveränd. Auflage 1997

Pawlow, Iwan P.; Iver Hand: *Pawlows Beitrag zur Psychiatrie. Entwicklungs- und Strukturanalyse einer Forschungsrichtung*. Thieme, Stuttgart 1972.

Perls, Fritz S.; *Gestalt Therapy*, 1951, Mitautor: P. Goodman u. R. Hefferline

Peseschkian, Hamid; *Psychosoziale Aspekte beim lumbalen Bandscheibenvorfall* – Eine psychosomatische Untersuchung von 100 Patienten, Dissertation, 1988.
Psychovampire, 2009, Mitautor: C. Voigt, Orell Füssli Verlag

Peseschkian, Nossrat; *33 und eine Form der Partnerschaft*; Fischer Taschenbuch Verlag, Frankfurt am Main 1988;
Angst und Depression im Alltag. Eine Anleitung zu Selbsthilfe und Positiver Psychotherapie; 1998 – Mitautor U. Boessmann; Fischer Taschenbuch Verlag, Frankfurt am Main 1998;
Auf der Suche nach Sinn: Psychotherapie der kleinen Schritte; Fischer Taschenbuch Verlag, Frankfurt am Main 1983;
Das Geheimnis des Samenkorns: Positive Streßbewältigung. Springer, Berlin-Heidelberg 1996. Fischer Taschenbuch Verlag, Frankfurt am Main;
Das Alter ist das einzige Mittel für ein langes Leben; Eine neue Sicht auf die zweite Lebenshälfte; Pattloch Verlag, 2007
Das Leben ist ein Paradies, zu dem wir den Schlüssel finden können; Verlag Herder, 2006
Der Kaufmann und der Papagei: Orientalische Geschichten in der Positiven Psychotherapie; Fischer Taschenbuch Verlag, Frankfurt am Main 1979;
Der nackte Kaiser oder: Wie man die Seele der Kinder und Jugendlichen versteht und heilt; Pattloch-Weltbild-Verlag 1997; (Fischer Taschenbuch Verlag, Frankfurt am Main 2002);
Glaube an Gott und binde dein Kamel fest; Warum Religion unserer Seele gut tut; Kreuz Verlag, 2008

Lebensklug ist jeder: der eine vorher, der andere nachher; Verlag Herder, Freiburg i. Br. 2003.
Lebensfreude statt Stress. Persönliche Stressfaktoren erkennen und hinter sich lassen. Anstöße, Übungen, orientalische Weisheiten; mit Dr. med. Hamid Peseschkian und Dr. med. Nawid Peseschkian; trias Verlag 2003 (2. überarbeitete Auflage 2009)
Mit Diabetes komm' ich klar: Zurück zum inneren Gleichgewicht mit Positiver Psychotherapie – Mitautor G. Sachse; Georg Thieme Verlag (TRIAS), Stuttgart 2002;
Morgenland – Abendland: Positive Psychotherapie im Dialog der Kulturen; Fischer Taschenbuch Verlag, Frankfurt am Main, 2007
Positive Familientherapie: Eine Behandlung der Zukunft; Fischer Taschenbuch Verlag, Frankfurt am Main 1980;
Positive Ordnungstherapie: Gebrauchsanleitung für die ganzheits-medizinische Praxis – Mitautor U. Boessmann; Hippokrates-Verlag, Stuttgart 1995;
Positive Psychotherapie: Theorie und Praxis einer neuen Methode; Fischer Taschenbuch Verlag, Frankfurt am Main 1977;
Psychosomatik und Positive Psychotherapie: Transkultureller und interdisziplinärer Ansatz am Beispiel von 40 Krankheitsbildern; Springer, Berlin-Heidelberg 1991 und Fischer Taschenbuch Verlag, Frankfurt am Main (s. Aufl. 2002);
Psychotherapie des Alltagslebens: Training zur Partnerschaftsbeziehung und Selbsthilfe; Fischer Taschenbuch Verlag, Frankfurt am Main 1977;
Salutogenese und Positive Psychotherapie (zusammen mit K. Jork); Hogrefe & Huber Verlagsgruppe, Göttingen 2003;
Schatten auf der Sonnenuhr: Erziehung, Selbsthilfe und Psychotherapie; Medical Tribune Verlag, Wiesbaden 1974;
Steter Tropfen höhlt den Stein. Mikrotraumen – Das Drama der kleinen Verletzungen; Pattloch 2000; Fischer Taschenbuch Verlag 2005; (Bd. 16310).
Vom Glück des Suchens und Findens; Pattloch Verlag, 2001
Was haben Sie auf dem Herzen?. Die seelische Bedeutung von Herz- und Kreislaufsymptomen verstehen; Verlag Trias, 2005
Wenn du eine hilfreiche Hand brauchst, so suche sie am Ende deines eigenen Armes; Orientalische Weisheitsgeschichten für den Alltag; Verlag Herder, Freiburg i. Br., 2008
Wenn du willst, was du noch nie gehabt hast, dann tu, was du noch nie getan hast; Verlag Herder, Freiburg / Br. 2002;
Wiesbadener Inventar zur Positiven Psychotherapie und Familientherapie –WIPPF – Mitautor H. Deidenbach; Springer, Heidelberg 1988;
Zeitschrift für Positive Psychotherapie (Herausgeber); Heft 1–20 1979–1999

Peters, Uwe Henrik; *Wörterbuch der Psychiatrie und medizinischen Psychologie*, 1977, U & S-Verlag

Polster, E. u. M.; *Personenlexikon der Psychotherapie*, Springer Vienna, 2005

Pschyrembel, W.; *Klinisches Wörterbuch*, Neue Auflage 2005

Rank, Otto; *Entwicklungsziele der Psychoanalyse: zur Wechselbeziehung von Theorie und Praxis,* 1924, Mitautor: Sandor Ferenczi, Neuausgabe: Wien: Turia und Kant, 1995

Rogers, Carl; *Die nicht direktive Beratung*, München 1972, Fischer Taschenbuch Verlag (Bd. 42176).

Entwicklung der Persönlichkeit – Psychotherapie aus der Sicht eines Therapeuten, Stuttgart, Klett-Cotta 2000 – 13. A.

Schultz, Johannes H.; *Das Autogene Training* 1930. Thieme Leipzig,
Tausch, R. und A.; *Erziehungspsychologie. Begegnung von Person zu Person.* Hogrefe-Verlag; Auflage: 11., korr. Aufl. (Juni 1998),

Nossrat Peseschkian

Psychotherapie des Alltagslebens
Training zu Partnerschaftserziehung und Selbsthilfe
Band 1855

Der Kaufmann und der Papagei
Orientalische Geschichten als Medien in der Psychotherapie
Band 3300

Positive Familientherapie
Eine Behandlungsmethode der Zukunft
Band 6761

Positive Psychotherapie
Band 6783

Psychosomatik und Positive Psychotherapie
Transkultureller und interdisziplinärer Ansatz
Band 11713

Auf der Suche nach Sinn
Psychotherapie der kleinen Schritte
Band 6770

33 und eine Form der Partnerschaft
Band 6792

Das Geheimnis des Samenkorns
Positive Streßbewältigung
Band 14569

Fischer Taschenbuch Verlag

fi 407 / 10

Nossrat Peseschkian, Udo Boessmann

Angst und Depression im Alltag

Eine Anleitung zur Selbsthilfe und positiver Psychotherapie

Band 13302

Ängste und Depressionen gehören zu den häufigsten und quälendsten Leiden überhaupt. Die Lektüre dieses Buches erleichtert den Weg aus Isolation und Resignation, denn die Autoren zeigen, dass Ängste und Depressionen im Grunde berechtigte und sinnvolle Reaktionen auf Belastungen im familiären, beruflichen und nicht zuletzt gesellschaftlichen Leben sind.

Fischer Taschenbuch Verlag

fi 13302 / 1

Nossrat Peseschkian, Raymond Battegay
Die Treppe zum Glück
50 Antworten auf die großen Fragen des Lebens
Band 17112

Wie finde ich das richtige Verhältnis
zwischen Arbeit und Familie?

Wie finde ich Kraft, wenn ich meinen Job verliere?

Woher weiß ich, was ich wirklich will?

Wie übe ich Gelassenheit?

Wie gehe ich mit dem Verlust einer geliebten Person um?

Kann man das, was man versäumt hat, nachholen?

Zwei bekannte Psychotherapeuten mit großer praktischer Erfahrung geben Antworten – nicht abstrakt, sondern immer bezogen auf unsere Lebenswirklichkeit.

Fischer Taschenbuch Verlag

fi 17112 / 1

Nossrat Peseschkian

Steter Tropfen höhlt den Stein

Mikrotraumen – Das Drama der kleinen Verletzungen

Band 16310

Mammutbäume überleben selbst Feuer und Erdbeben – gegen Termiten jedoch sind sie machtlos: Sie bringen die Riesen zu Fall.

Scheinbar kleine Konflikte und Verletzungen der Seele, die zunächst kaum wahrgenommen werden, können sich zu einem großen Konflikt ausweiten und zu psychischen Krisen führen. Anhand zahlreicher Fallbeispiele zeigt der renommierte Psychotherapeut Nossrat Peseschkian Lösungsmöglichkeiten auf, wie wir besser mit den Mikrotraumen des Alltags umgehen können.

Fischer Taschenbuch Verlag

fi 16310 / 1

Carl R. Rogers

Die nicht-direktive Beratung

Counseling and Psychotherapy

Aus dem Amerikanischen von Erika Nosbüsch

Band 42176

Dieses Buch ist nach den Worten des Verfassers Ausdruck seiner Überzeugung, daß die Beratung ein erlernbarer, überschaubarer und verstehbarer Prozeß ist, ein Prozeß, der vermittelt, überprüft, verfeinert und verbessert werden kann. Es soll angehende wie erfahrene Berater und Therapeuten zu weiterer Erforschung von Theorie und Praxis anregen. Rogers ist überzeugt, daß wir eher zu wenig als zuviel Vertrauen in die Wachstumsmöglichkeiten des Individuums haben, und er möchte mit seinem Buch dazu beitragen, die im Individuum beschlossenen Wachstums- und Entwicklungspotentiale zu erkunden und zu fördern. Das Buch ist »im wahrsten Sinne des Wortes ein praktisches Buch, geschrieben von einem Mann, der über langjährige und erfolgreiche Erfahrung als Berater und Psychotherapeut ver-fügt« (Leonard Carmichael in seinem Vorwort).

Fischer Taschenbuch Verlag

fi 355 / 11

Michael Titze, Christof T. Eschenröder

Therapeutischer Humor

Grundlagen und Anwendungen

Band 12650

Lachen ist gesund, weiß der Volksmund. Auch die Wissenschaft hat sich in den letzten zwanzig Jahren verstärkt mit der These beschäftigt, dass Humor und Lachen bei der Behandlung von psychischen und organischen Krankheiten für den Prozess der Heilung förderlich sein können. Wie das Phänomen Humor wissenschaftlich erklärt werden kann und warum Lachen eine heilende Wirkung hat, darüber geben Michael Titze und Christof T. Eschenröder umfassend Auskunft.

Im praxisbezogenen Teil des Buches bieten die Autoren einen Überblick über die Bedeutung und Anwendung von Humor in verschiedenen Psychotherapieformen und informieren über die vorliegenden Forschungsergebnisse. Anhand von vielen Fallbeispielen wird humoristisches Vorgehen erläutert. Die Anwendungsgebiete für humorbezogene Techniken sind vielfältig. Psychotherapeuten, Psychologen und Ärzte erhalten Anregungen, wie sie Klienten und Patienten mit humoristischen Methoden helfen können, einseitige negative Einstellungen in Frage zu stellen und neue Verhaltensweisen auszuprobieren.

Fischer Taschenbuch Verlag

fi 12650 / 1